U0081600

初版序

民之强弱，視乎衛生。衛生之事，莫重於營養，古時地廣人稀，家給人足，人民之膳食可自由選擇，故營養得宜，其事較易。今也人滿之患，隨處可見，人民受經濟之壓迫，勢必取價值最廉之食物以爲養。其適宜與否，誠不能無疑。美國富甲天下，衛生學識之普及，又爲天下最。然據彼邦人之調查，當千九百二十一年時，於二千萬小學生中，有營養不良之徵者，在三百萬與五百萬之間，即佔百分之十五至二十五矣。以吾國之貧且陋，其數奚止數倍於玆，是誠有心國事者所亟應關懷者也。吾國營養之學，素無專書，致有志衛生者無所依據。作者不揣譾陋，爰將營養學理，擷其綱要，編爲是書。於吾國人之膳食，則據調查所得，且發抒己見，詳爲討論。臆斷之譏，知所不免。然四百兆人之營養，苟因此而稍加改進，則作者之願償矣。書末附吾國食物之營養價值表，以便實用。數目繁多，校勘匪易，倘有錯誤，望閱者指正。

民國十七年九月一日吳陶民識於北平協和醫學校

增訂版序

本書自出版以來，未及十年，已復印三次。可見營養問題，國人已漸注意。玆乘再印之便，加以增訂，俾廣其用。各種營養素之化學與新陳代謝，原書均付闕如。今則略爲討論，期讀者無須參閱化學專書，卽可知其梗概。近年國內外營養研究，凡在原書範圍之內者，均擇要列入。至於食物之成分表，則廣爲增補。並擬食單數則，以供參考，庶於營養衞生之實施，不無小補焉。

民國貳拾柒年陸月柒日吳陶民識

營養概論　目錄

插圖目錄

插表目錄

營養概論

第一章　食物總論

食物之功用　人身之生理需要，舍空氣與水二者，凡百皆取諸食物。例如體溫之維持，四肢之動作，所需能力，由於食物之氧化而生，新肌膚之生長，舊肌膚之修補，所需物質，由於食物之消化而來。若夫細胞之特性，不改其常，臟腑之運行，不失其度，則賴乎有調和性或刺激性之化合物。吾人日常所食之物，其大部分皆供物質或能力之需要。然具有節制生理作用之化合物，在尋常食物中雖爲量無多，其生理重要，則不在能力物質二者之下。

食物之定義　木能發生熱力，而非食物，革之成分與魚脣相埒，而非食物，以二者皆不能消化也。惟物之可以消化，而且能供人身之能力或物質之需求，或能節制生理作用者，方爲食物。廣其義而言之，水與空氣，亦食物之屬。蓋水有節制生理作用之能，而空氣中之氧氣，則爲發生熱力之所必需也。凡物質之應上列數項生理需要之一者，皆可稱爲營養素（Nutritive substances）。

食物之成分　各種食物所含之營養素，大要有五種：卽蛋白質（Protein）、醣（舊名炭水化物或含水炭素Carbohydrate）、脂肪（Fat）、無機鹽（Inorganic salts）及維生素（Vitamins）是也。

蛋白質　蛋白質爲有機化合物中之最複雜者。凡蛋白質皆含炭（碳）氫氧氮四原質（元素）。大多數之蛋白質，亦含燐（磷）與硫。鷄蛋白所含之主要物質，乃蛋白質之一種。蛋白質之名，卽始於此。然蛋白質乃細胞之主要成分，凡生物莫不有之。動物之器官，皆富於蛋白質，植物則否。但種子如黃豆、杏仁等，其蛋白質成分之高，比之肉類，且有過焉。

蛋白質乃多數氨基酸（Amino-acids）所構成。氨基酸之已經發現者有三十餘種，每一蛋白質分子之中，有數百乃至數千分子之氨基酸。因各種氨基酸之數目及安排次序之不同，蛋白質之種類，乃不可勝數。

蛋白質可分爲三大類：卽單純蛋白質 (Simple proteins)、複合蛋白質 (Conjugated proteins) 及衍生蛋白質 (Derived proteins) 是也。

一、單純蛋白質　多數之天然蛋白質，屬於此類。此類蛋白質經酸質鹼質或蛋白酶（酵素）之媒介，則起水解作用而變成氨基酸。

二、複合蛋白質　此類蛋白質經水解作用之後，亦變成氨基酸。但氨基酸之外，尚有其他物質，如血紅蛋白質 (Hemoglobin) 之血紅素 (Hematin)，核蛋白質 (Nucleo-protein) 之核酸 (Nucleic acid) 是也。

三、衍生蛋白質　天然之蛋白質，經水解作用後，其分解物仍具有蛋白質特性者，謂之衍生蛋白質。凡蛋白質經胃液消化之後，皆變爲衍生蛋白質。

醣含炭氫氧三原質。其中氫與氧之比，適與水所含氫與氧之比相同，故有含水炭素之名。

醣有單醣(Monosaccharides)複醣(Higher saccharides)兩大類。單醣不能加水分解,而變爲更簡單之醣,複醣則可以酸分解而變爲單醣,蓋複醣乃二個或二個以上之單醣分子所結合而成。複醣含有兩分子之單醣者,稱雙醣(Disaccharides)。含有三分子之單醣者,稱三醣(Trisaccharides)。含有多數分子之單醣者稱多醣(Polysaccharides)。

單醣之最重要者爲葡萄糖(Glucose)與果糖(Fructose),其次則爲半乳糖(Galactose)。雙醣之最要者爲甘蔗糖(Sucrose)、麥芽糖(Maltose)及乳糖(Lactose)。此三種雙醣經加水分解之後,所得單醣如下:

甘蔗糖　葡萄糖果糖各一分子

麥芽糖　葡萄糖兩分子

乳　糖　葡萄糖半乳糖各一分子

多醣之最要者爲澱粉（Starch）。澱粉經酸或酶之作用而分解，先變爲糊精（Dextrin），次爲麥芽糖，最後爲葡萄糖。澱粉在植物界澱粉之分布甚廣，但在動物界則無之。動物之肝與肌肉內有一種多醣名爲肝澱粉（Glycogen），其性質與植物之澱粉相似。植物之纖維素（Cellulose）亦多醣之屬。纖維素經酸分解，亦變爲葡萄糖。

脂肪　動植物之油，皆脂肪之屬。大多數脂肪只含炭氫氧三原質，但亦有含氮者。

脂肪有數種，即（一）中性脂肪，（二）蠟，（三）燐脂，（四）醣脂，（五）固醇是也。

一、中性脂肪（Neutral fats）乃脂肪酸（Fatty acids）與甘油（Glycerine）所結合而成之酯（Ester）。動植物體內之脂肪，大半屬於此類。脂肪酸之種類頗多。其最普遍者則爲硬脂酸（Stearic acid），棕櫚酸（Palmitic acid），橄欖油酸(Oleic acid)游離脂肪酸，在自然界頗罕見。但食物(如火腿及牛乳油)經微菌作用而變腥羶時，則含有游離脂肪酸。中性脂肪與鹼質溶液接觸，則分解而爲甘油與脂肪酸之鹼質鹽，卽肥皂也。

二、蠟(Waxes)乃脂肪酸與高級醇（Higher alcohols）所結合而成之酯。動物之皮面分泌往往有之。

三、燐脂（Phosphatides）乃脂肪酸、甘油燐酸（Glycerophosphoric acid）或燐酸及一二種含氮鹼性物之結合物。燐脂乃細胞之主要成分，但其量甚微。惟於腦及脊髓中甚多。蛋黃中亦頗富。

四、醣脂（Glyco-lipids）乃脂肪酸、單醣及含氮鹼性物之結合物。亦於腦中最多。

五、固醇(Sterols)乃高級之醇，實非脂肪之屬。但其物理性質，與脂肪相似。且其新陳代謝，似亦與脂肪有密切關係。故在生理化學書中，往往與眞正脂肪，相提並論。最要之固醇。屬於動物者，爲膽固醇 (Cholesterol)。屬於植物者，爲麥固醇 (Sitosterol)。膽汁中之膽酸，男女之性內泌素、及丁種維生素，皆固醇之衍生物。

無機鹽　食物完全燃燒（氧化）之後，所餘之灰，卽爲無機鹽類。其大部分爲硫酸、燐酸、炭酸、鹽酸、與鉀鈉鈣鎂及鐵之化合物。矽碘氟銅諸質之化合物、雖亦有之，其量甚微。

維生素　蛋白質、醣、脂肪、無機鹽及水五項，佔食物成分百分之九十九以上。但此外尚有其他物質。其數量雖微，而生理功效則甚大，卽所謂維生素是也。

維生素之已經發現者至少有八種。當其初發現之時，因其化學性質尚未確定，故暫以維生素名之，而以甲乙丙丁戊等字別其種類。又因其功用之不同，而號之爲抗乾眼病 (Anti-xerophthalmic)，抗脚氣病 (Anti-neuritic)，抗血疽病或壞血病 (Anti-scorbutic)，抗佝僂病 (Anti-rachitic)，抗不育病 (Antisterility)，抗癩皮病 (Anti-pellagric) 等維生素。

甲丁戊三種維生素能溶化於脂肪，而不能溶化於水。乙丙兩種維生素則反是。前者謂之脂溶維生素 (Fat soluble vitamins)，後者謂之水溶維生素 (Water soluble vitamins)。

甲種卽抗乾眼病維生素　甲種維生素乃胡蘿蔔素 (Carotin) 之衍生物。胡蘿蔔素在動物之肝內，經特種酵素之作用，變爲甲種維生素。故胡蘿蔔素與甲種維生素有同一之生理作用。胡蘿蔔素有一號二號三號三種。其化學構造稍有不同。二號之生理作用最大。

在植物界與胡蘿蔔素有關係之物質頗多。其最相近者爲植黃素 (Xanthophylle)。此物在綠葉之中，常與胡蘿蔔素共同存在。植黃素不只一種。其中有稍具甲種維生素之功能者，如黃玉米之玉米色素 (Zeaxanthin) 是也。

乙種維生素團　乙種維生素初發現之時，營養學者以爲乃一單純物質，卽具有抗脚氣病之功能者。後經詳細硏究，乃悉昔日所謂乙種維生素，非一單純物質，而實包含兩種水溶維生素。其一有抗脚氣病之功能，號爲一號乙種（或己種）維生素。其二有抗癩皮病之功能，號爲二號乙種（或庚種）維生素。但據最近硏究，二號乙種維生素，尙包含數種功能不同之物質。其已經確定者，一爲促進動物生長之維生素，二爲抗人類癩皮病及狗黑舌病之維生素，三爲抗白鼠皮膚炎之維生素（亦稱六號乙種維生素）。此外尙有三號四號五號乙種維生素，因未經詳細硏究，姑從略。

一號乙種維生素，乃一種含氮及硫之有機化合物。其化學構造，已經確定，且已經人工組合。近人以硫胺（Thiamine）或免炎素（Aneurin）名之。抗人類癩皮病之維生素，已鑑定爲菸草酸（Nicotinic acid）。促進生長之維生素，乃芬素（Flavin）類物質。其最要者爲乳芬素（Lactoflarin）。此物乃一含氮之有機化合物。其化學構造亦已經確定。據最近硏究，乳芬素能與蛋白質結合而成一有輔助氧化作用之酵素，所謂黃色酵素（Yellow enzyme）是也。六號乙種維生素乃一種含氮之化合物。

丙種卽抗血疽病維生素　此維生素乃尿糖類酸（Hexuronic acid）之衍生物。其化學構造已經確定，且亦已經人工組合。近人以免疽酸（Ascorbic acid）名之。

丁種卽抗佝僂病維生素　丁種維生素，不只一種，但皆固醇之衍生物。其功用雖同，而效力則不一。最初發現者，爲苦草固醇（麥角醇）（Ergosterol）經日光或紫外光曬照後所生成之物質，謂之定鈣醇（Calciferol）。因其有協助軟骨儲蓄鈣質之功能也。據最近之研究，膽固醇之某種衍生物，亦有此作用。

戊種卽抗不育病維生素　此維生素乃一不含氮質之化合物。

營養素之功用　蛋白質脂肪與醣，在人體內，皆可以燃燒而生熱力。惟蛋白質之特殊功用，則在乎供給構造細胞之材料。而脂肪與醣之用於此者則甚少。無機鹽之主要功用，在乎保持細胞之特性。然亦有供構造器官之用者，如燐與鈣之於骨，鐵之於血是。若維生素，則用在節制生理作用而已。各種營養素之功用，與其所含之原質，可於第一表見其大概。

第一表　營養素之功用及人體之成分

功用	發生熱力			供給材料		節制生理	
營養素	空氣	醣	脂肪	蛋白質	無機鹽	水	維生素
人體成分（以百分計）	微量	微量	4	15	6	75	微量
17.5	····	碳	碳	碳	碳	····	碳
10.0	····	氫	氫	氫	氫	氫	氫
66.0	氧	氧	氧	氧	氧	氧	氧
2.5	····	····	····	氮	····	····	氮
0.2	····	····	····	硫	硫（體液）	····	硫
0:9	····	····	····	磷	磷（體液、骨）	····	····
1.6	····	····	····	····	鈣（體液、骨）	····	····
0.05	····	····	····	····	鎂（體液、骨）	····	····
0.3	····	····	····	····	鈉（體液）	····	····
0.4	····	····	····	····	鉀（體液）	····	····
0.3	····	····	····	····	氯（體液）	····	····
0.005	····	····	····	····	鐵—血	····	····
微量	······				碘—甲狀腺、氟、銅、其他		

食物之性質　食物之來源，不外動物植物兩種。植物類食物，可分爲穀類、豆類、葉類、莖及根類，果類。動物類食物可分爲肌肉類、臟腑類、乳類、蛋類。各類食物之成分不同，故其營養性質亦異。茲略舉之如下：

穀類　穀類之最重要者，爲小麥與米。穀類之性質，可舉此二者，以例其餘。麥與米之構造有穀皮（Pericarp），有穀體（Endosperm），有穀胚（Embryo）（第一至第三圖）。穀體富於醣，其蛋白質之成分亦頗高。惟無機鹽與維生素則甚低。穀皮與胚含有多量之甲己戊三種維生素與無機鹽。但穀皮與胚佔穀粒全部十之一二，而穀體則佔穀粒全部十之八九。故就穀粒之全部而論，其無機鹽與維生素皆甚低。吾人嫌米粗糙，磨之使白，穀皮與胚俱失，所餘者僅營養價值最低之穀體耳。麪之黑者，含穀皮與胚。麪之白者，則僅麥之體耳。麩子之營養價值甚高，以之飼畜，殊可惜也。

豆類　豆類之營養性質，與穀類相同。但豆類頗富於己種維生素。其蛋白質與脂肪之成分，亦比穀類高。豆莢與豆芽，頗富於丙種維生素。

葉類　葉類之蔬菜，如菠菜白菜者，僅含有小量之蛋白質脂肪及醣，但甚富於無機鹽與維生素。吾人若專食葉類之蔬菜，適當之營養，殆不可能。但以之

第一圖　小麥之縱剖面

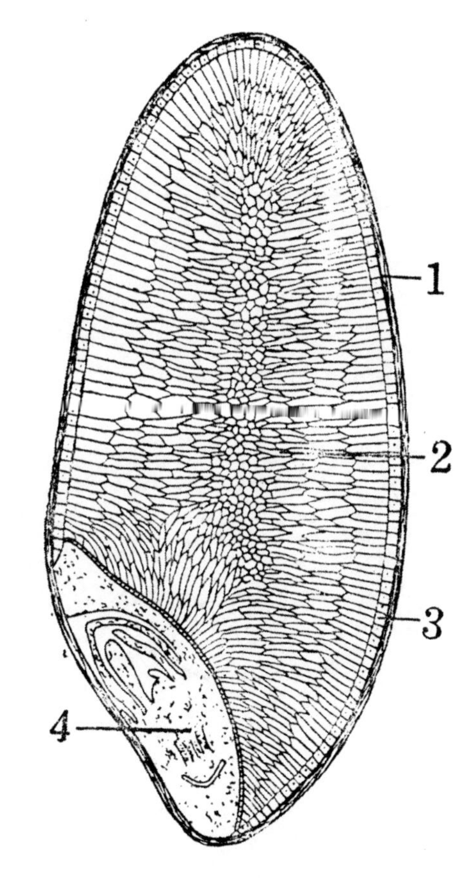

1. 穀　皮　(Pericarp)
2. 穀　膜　(Aleurone láyer)
3. 穀　體　(Endosperm)
4. 穀　胚　(Embryo)

第二圖 米粒之縱剖面

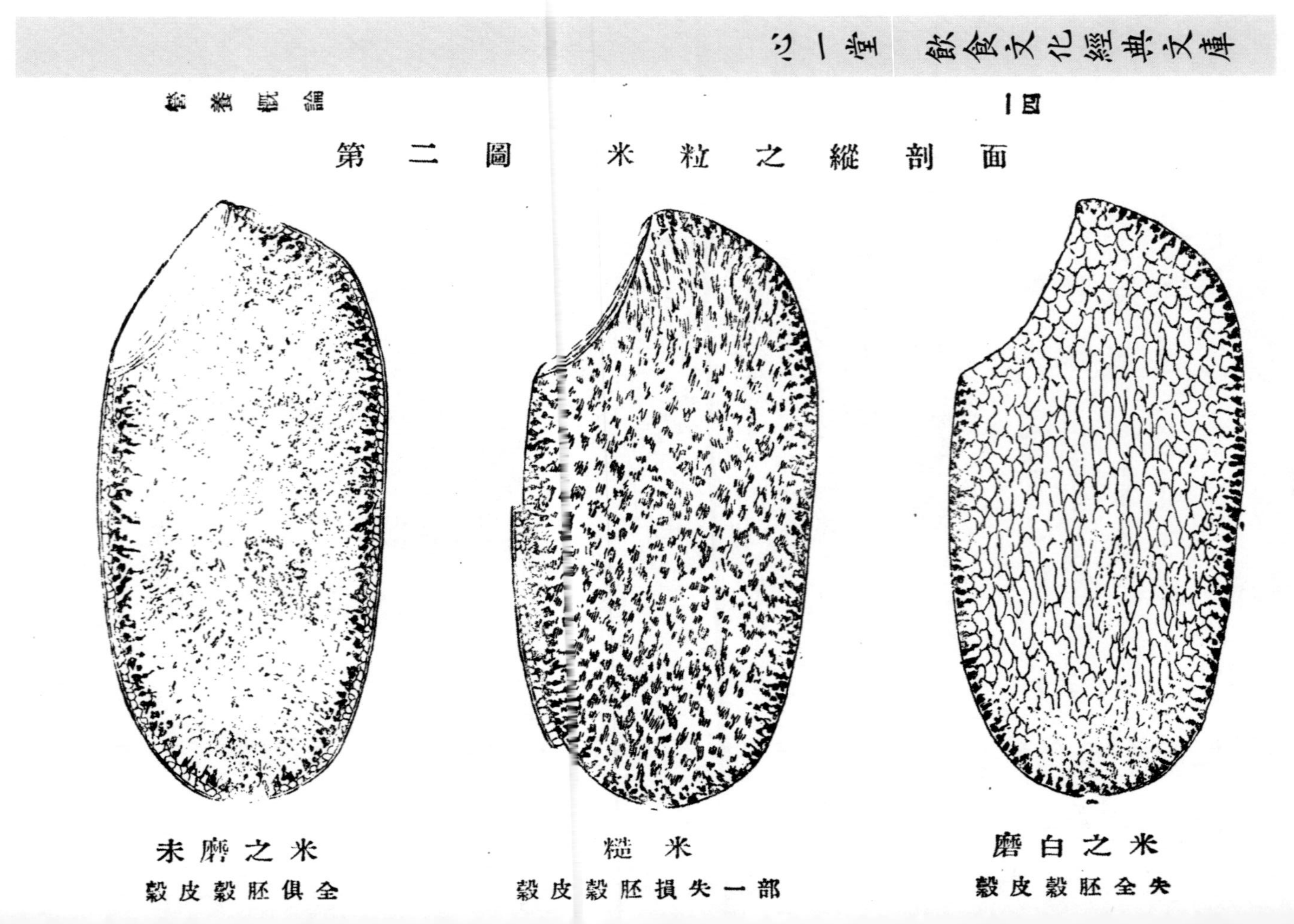

未磨之米
穀皮穀胚俱全

糙米
穀皮穀胚損失一部

磨白之米
穀皮穀胚全失

第三圖　玉米粒之縱剖面

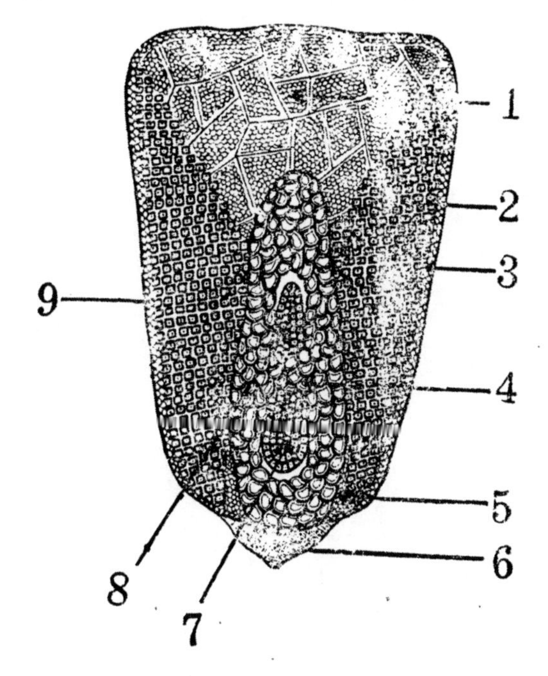

1. 冠澱粉 (Crown starch)
2. 角質澱粉 (Horny starch)
3. 角質膠 (Horny gluten)
4. 胚 (Germ)
5. 尖澱粉 (Tip starch)
6. 尖蓋 (Tip cap)
7. 胚根 (Embryo root)
8. 胚莖 (Embryo stem)
9. 皮 (Hull)

輔佐穀類豆類之食物，則甚佳。

根及莖類　蘿蔔、紅薯、慈菇、百合等，屬於此類。大都頗富於醣。但其脂肪與蛋白質之成分，則與葉類相似。其無機鹽及維生素之成分，稍遜於葉類，而比穀類爲優。

果類　果類頗富於醣，但蛋白質與脂肪之成分則甚低。丙種維生素甚富，其他維生素與無機鹽之成分，則與根及莖類相似。

硬果類　花生杏仁等之營養性質，介乎穀類與豆類之間。

肌肉類　動物之肉，富於蛋白質。脂肪之多寡，視乎肥瘠。醣類極少。無機物質，除鐵鉀鈉氯以外，皆不甚富。乙種維生素略有之，其他維生素則幾於無。

臟腑類　臟腑之營養性質，與肌肉相埒。惟其甲乙二種維生素之成分，則比肌肉類爲多。肝含有多量之肝澱粉，爲動物類食物中最富於醣者。

乳類　乳乃自然界爲哺乳動物特製之食物。其所含之營養素，一一均適合嬰兒之需，可無疑義。但各種動物之乳，成分稍有不同。以甲種動物之乳，哺乙種動物之嬰兒，未必完全合適。譬如牛乳所含之蛋白質，較人乳爲多，而醣（乳糖）則較人乳爲少。故若以牛乳哺嬰兒，須有相當之更改，而後能得良好之結果。凡乳皆富於無機鹽，而以鈣爲最。甲乙兩種維生素亦多；但丙丁兩種，則視乎乳母之膳食與時令而定。

蛋類　蛋甚富於蛋白質，而乏之醣。蛋黃則亦甚富於脂肪及甲乙丁三種維生素。無機鹽亦頗富，而以鐵爲尤。

凡動植物之器官，其所含維生素之多寡，可視其代謝作用（Metabolism）之遲速爲判。葉爲植物器官中代謝作用最速之部分，故最富於維生素。根與莖次之。若穀與豆，則除小部分之胚外，皆爲胚而貯藏之食物，毫無代謝之功能，故其維生素之成分甚少。動物之器官，如肝、腎、肺、腦等，其代謝作用，比肌肉較速，故其維生素之成分亦較高。

以上所述各類食物，皆直接取諸生物，而未經人工製造者。其營養性質，相差已如此矣。若已經人工製造之食物，則其營養性質，尤多偏於一端。例如藕粉，乃純粹之醣（澱粉）。麪筋乃純粹蛋白質。香油乃純粹脂肪。雖各有其用，而皆非完全之食物也。但此類食物，亦有具特殊之功能者。如牛乳油富於甲種維生素，橘汁富於丙種維生素，魚油富於甲丁兩種維生素，斯則不可不注意也。

調味之品，所以開胃，在吾人膳食中，為量甚少。故自營養方面觀之，無甚重要。然酒中之酒精，可以發生熱力。醬油之濃者，含有多量之氮質化合物，可以當蛋白質之用。香糟含有酵母，當富於乙種維生素。斯則堪注意者也。豆醬出於黃豆。芝蔴醬等於芝蔴子。白糖為純粹之醣。食鹽為無機鹽（氯化鈉）。其營養性質，無庸贅述。味精味素，為穀氨酸鈉（Sodium glutamate）。雖有其用，究無何特殊營養價值。蓋穀氨酸乃穀類與豆類蛋白質中成分最高之氨基酸。吾人膳食中，穀與豆佔十之八九，尚何須乎此區區之穀氨酸哉。

第二章　新陳代謝（Metabolism）概要

食物在人身體內所經之變化，可以分兩節敘述。一為在口腔及胃腸內所經之變化，謂之消化作用（Digestion）。二為在身體各組織內所經之變化，謂之代謝作用。

食物之消化　尋常食物，除單醣之外，皆必須經過消化，而後能被胃腸所吸收。消化作用，可以分為三段。

甲、口腔內之消化　食物經牙齒咀嚼後，與唾液密切混合。唾液中有酶名唾液澱粉酶（Ptyalin），能使澱粉變為麥芽糖。吾人吃米飯時若久嚼而不嚥，則覺有甘味，即此故也。但食物在口腔內之時間甚短，故食物中之澱粉，不能在口腔內完全消化。唾液中無他酶，故蛋白質及脂肪在口腔內皆無變化。

乙、胃內之消化　食物下嚥後，經過食道，由賁門入胃先至胃底（Fundus）。因此處胃壁肌肉之收縮不烈，稍經時間，乃與胃液接觸。在未與胃液接觸之前，唾液中之澱粉酶，仍繼續進行其消化澱粉之工作。但與胃液接觸之後，此作用卽行停止。蓋胃液爲酸性，而唾液澱粉酶遇酸性則失其效用也。胃液中有兩種重要物質，一爲鹽酸，二爲胃蛋白酶（Pepsin）。此酶在酸性溶液中，能使蛋白質分解爲初級蛋白衍生物（Peptone）。此衍生物仍爲複雜之氨基酸結合物，然比之天然蛋白質則較爲簡單矣。胃蛋白酶之外，尚有兩酶。一爲胃脂酶（Gastric lipase）能使脂肪分解爲甘油及脂肪酸。但其量無多。故脂肪在胃內無何消化。一爲凝乳酶（Rennin），能使乳中之蛋白質凝結成塊。此凝結作用，於消化作用有益。蓋流體物離胃入腸甚速，乳中蛋白質本爲溶液，經凝結之後，停留於胃中之時間較長，消化之機會乃亦較多。

胃壁肌肉，時常伸縮，使食物與胃液密切混合，成爲粥狀之物，謂之食糜

(Chyme)。此食糜因胃壁之伸縮，向幽門推動漸漸入腸。

丙、腸內之消化　食糜入腸之後，因其爲酸性，卽間接刺激胰腺使分泌其胰液，膽囊分泌其膽汁，由輸膽管入腸。同時腸之粘膜，亦分泌其腸液。

胰液之中，有酶三種，卽胰蛋白酶（Trypsin）胰澱粉酶（Amylopsin）及胰脂肪酶（Steapsin）。此三種酶，均於鹼性溶液中，致其效用。食糜原爲酸性。但胰液膽汁及腸液皆爲鹼性。故食糜入腸之後，變爲鹼性，適合消化之需要。

腸液中有腸蛋白酶（Erepsin）麥芽糖酶（Maltase）甘蔗糖酶（Sucrase）及乳糖酶（Lactase）。膽汁中無酶，但其所含之膽酸鹽（Bile salts）能使脂肪質乳化，故有協助脂肪消化及吸收之功效。小腸時時蠕動，使食糜與消化液密切混合。

食糜中之蛋白質衍生物經胰蛋白酶與腸蛋白酶之作用，分解爲氨基酸。澱粉經胰澱粉酶之作用，變爲麥芽糖，此麥芽糖及食物中之甘蔗糖乳糖，各經其特殊酶之作用，變爲單醣。脂肪經胰脂肪酶之作用，變爲甘油與脂肪酸。此脂肪酸能與腸液中之鹼。結合而成肥皂。

總而言之，食物經消化液作用之後，蛋白質變爲氨基酸。醣變爲單醣。脂肪變爲甘油與脂肪酸（或肥皂）。此數種物質均被腸膜吸收而直接或間接入血。

食物經過小腸之後，十之八九，已被消化而吸收。故至大腸者，僅不易消化之食物。因水分多已被吸收，漸呈固體之狀。然大腸亦時時蠕動，且食物停留於大腸之時間頗久，故其中之可以消化而未消化者，在此尚有消化之機會。

植物之纖維素，粗者不能消化，但有刺激大腸蠕動之功能。雖無營養價值，而於生理上頗有益處。纖維素之細嫩者，如龍鬚菜小白菜之纖維，十之二三，可以消化。

大腸之下端，有微菌無數。故未經吸收之食物，在此易起腐化作用（Putrefaction）或發酵作用（Fermentation）。蛋白質經腐化作用，則生有毒之含氮鹼性物。醣經發酵作用，則生各種有機酸，較爲無害。兩種作用，皆能產生氣體，其最要者爲硫化氫、氫及炭酸氣。

食物之代謝　食物中之醣，經消化液作用，變爲單醣之後，從腸入血，由血入肝，而後輸送至身體各部。正常之血含有葡萄糖，其濃度約爲千分之一。飯後因葡萄糖源源從腸入血，其濃度超過正常之數。此盈餘之葡萄糖，入肝之後，爲肝臟所吸收，變爲肝澱粉。果糖與半乳糖亦變爲葡萄糖或肝澱粉。人之肝臟，能貯藏二百公分（克 Gram）之肝澱粉。肌肉中亦能貯藏少許。若所食之醣過多，肝臟及肌肉貯滿肝澱粉之後，其餘則變爲脂肪。身體各部所需之葡萄糖，直接取諸血，而間接則仰給於肝。蓋血中之葡萄糖，時時刻刻爲身體各部所吸收而減少。肝之澱粉，則復變爲葡萄糖以補充之。醣被身體各部氧化後，變爲炭酸氣與水。

葡萄糖之來源，不僅爲食物中之醣。脂肪中之甘油，可以變爲葡萄糖。蛋白質所含之氨基酸，亦有可以變爲葡萄糖者。凡茲變化，皆於肝臟內實現。

食物中之脂肪，經消化液作用，變爲氨基酸後，由腸入血，輸送至身體各部，以供組合新組織及修補舊組織之用。但肝臟有分解氨基酸之功能。故無論所食之蛋白質，有無盈餘，一部分之氨基酸，經過肝臟時，必失去其氨基而變爲氨，（亞莫尼亞）與不含氮質之殘物。前者與炭酸氣結合，去水後變爲尿素（脲Urea）爲主要之含氮排泄物。後者則視氨基酸之種類，或變爲葡萄糖，或變爲脂肪酸。一百公分之牛肉蛋白質，可以變爲五十八公分之葡萄糖，及四十六公分之脂肪酸。

脂肪之氧化，與醣之氧化，有密切之關係。普通食物中之脂肪酸，在體內皆可漸漸氧化，而變爲雙醋酸（Aceto-acetic acid），無須他物之協助。但此雙醋酸之繼續氧化，則必須有葡萄糖與之同時氧化，方能實現。據徐（Shaffer）氏之研究，每分子葡萄糖氧化時，能使兩分子之雙醋酸同時氧化。但每分子之雙醋酸，來自一分子之脂肪酸。故每分子之葡萄糖，能使兩分子之脂肪酸完全氧化。

正常之人，每日氧化約五百公分之葡萄糖（分子量一百八十）此五百公分之葡萄糖，能使約一千五百公分之脂肪酸（硬脂酸之分子量二百八十四）完全氧化。故正常人所食之脂肪，皆可完全氧化。但患糖尿病者，其利用葡萄糖之能力大減，故其氧化脂肪之能力，亦受限制。若其所食脂肪之量，超過其氧化能力，則盈餘之脂肪，只氧化至雙醋酸爲止，而生酸中毒（Acidosis）之症。

食物之消化率　食物除白糖猪油等，無渣無滓，幾爲純粹營養素者外，鮮有可以完全消化者，以其含有粗纖維（Crude fiber）爲阻礙也。凡植物皆含粗纖維，動物則否。是以動物比植物易於消化。消化率者，乃消化之量與進食之量之比，通常以百分計。例如麪包中之蛋白質，吾人食每一百公分，不可消化而變爲屎者十五公分，可消化而實得者八十五公分，則其消化率爲八十五。

但食物之消化率，非一定數，其價值之大小不特與吾人所食該物之量有關，且亦視膳食中其他食物之性質與數量而定。據英人馬（Mckay）氏在印度之研究，某人每日食五百六十七公分之米，則其蛋白質之消化率爲六十四。若食八百五十公分，則消化率降爲四十六。是所食之量愈多則消化率愈低也。各類食物所含脂肪醣及蛋白質之消化率，在葷素雜食中與在完全素食中之比較，見第二表。前者根據美人愛（Atwater）氏，後者根據日人大島氏之研究。

無機鹽之能溶解於水者。如氯化鈉、燐酸鉀、氯化鈣等，在腸內皆可以吸收，無須消化。但鈣常與燐結合。故鈣之吸收，視乎腸內食糜之酸度。酸度愈高，則吸收愈易，蓋燐酸鈣之溶度，視乎酸度之高低也。鐵之無機鹽，亦易吸收。但有機物質之含鐵者，則不盡然。據伊（Elvehjem）氏等之研究，小麥之鐵，可以利用者約十之五。肝之鐵可以利用者十之七。血之鐵可以利用者僅十之一。有機物質之含燐者，如燐脂、核酸等之燐，皆易吸收。但穀類所含之「被汀」（Plytin），乃肌醇

第二表 食物之消化率

食物之種類	蛋白質		脂肪		醣	
	葷素雜食*	素食	葷素雜食*	素食	葷素雜食*	素食
動物類	97		95	—	98	—
穀類	85	79	90	82	98	98
豆類	78	75	90	82	97	95
菜蔬類	83	73	90	82	95	95
鮮果類	85	?	90	?	90	?
平均	92	78	95	82	98	98

*指美國人之膳食而言

(Inosite) 與燐酸之結合物，在腸內不易消化，吾人亦難利用。據博 (Bruce) 氏等之研究，麪粉所含之燐，十之二屬於被汀。玉米所含之燐，十之九屬於被汀。然則各種食物中鈣燐鐵消化率相差之鉅，實遠過於其他營養素矣。

蛋白質之生理價值　醣與脂肪，僅以發生熱力，其化學成分，雖稍有不同，而其營養價值則一也。例如一斤百合粉，與一斤團粉之營養價值相同。一斤茶油與一斤猪油之營養價值相同。至於蛋白質則不然，以之發熱，則一切蛋白質之價值亦相同，但以之構造肌膚，則各種蛋白質之價值，相差有甚鉅者矣。例如鷄蛋白之蛋白質為鼠糧中之惟一蛋白質時，倘他種營養素均適宜，則白鼠能循規生長。但若以白明膠 (Gelatin) 代蛋白，則不徒小鼠不能循規生長，即已長成之鼠，亦將日見其瘠矣。欲知其所以然，請言蛋白質之構造。

蛋白質乃二十餘種氨基酸所構成，前已言之。此二十餘種中，據美人魯 (Rose) 氏之研究，有十二種為動物體所能自製。其餘十種則必直接取諸食物中之蛋白質（見第三表）。若蛋白質所含氨基酸之種類及比例，適與吾人所需者相稱，則此蛋白質堪稱爲完全之蛋白質。完全之蛋白質殆未之有；但牛乳及鷄蛋所含之蛋白質，庶乎近矣。若蛋白質所含氨基酸之種類，與吾人所需者相稱，而比例不合，則有過不及之差。此爲中等（半完全）之蛋白質，食物蛋白質之大多數屬焉。若蛋白質所含氨基酸之種類不全，而所缺者又適爲人體所不能自製，則爲下等（不完全）之蛋白質。動物之白明膠，玉蜀黍之玉米膠（Zein），是其例也。

氨基酸與蛋白質在營養上之關係，可以字母與字之關係喻之。以字母代表氨基酸，拼成某字爲蛋白質，如 AABCCABCADB 字，須用四個A，三個B，三個C，一個D，方能排成。他字之含有ABCD四字母，而其比例爲四三三一如 BBAACCDAAABC 者，以之重排某字，適相稱，無盈餘，亦無不足。此可以喻完全蛋白質。若字之含有ABCD四字母，而其比例不爲四三三一者，則有過

第三表　蛋白質所含之氨基酸

生長所必需者*		膳食中最低成分*	生長所不必需者	
賴氨酸	Lysine	1.0%	甘氨酸	Glycine
色氨酸	Tryptophane	0.2	醛氨酸	Alanine
組氨酸	Histidine	0.4	絲氨酸	Serine
苯醛氨酸	Phenylalanine	0.7	正亮氨酸	Nor leucine
亮氨酸	Leucine	0.9	龍鬚氨酸	Aspartic acid
異構亮氨酸	Iso-leucine	0.5	穀氨酸	Glutamicacid
酥氨酸	Threonine	0.6	羥穀氨酸	Hydroxyglutamic acid
蛋氨酸	Methionine	0.6	脯林酸	Proline
纈氨酸	Valine	0.7	羥脯林酸	Hydroxyproline
精氨酸	Arginine	0.2	瓜氨酸	Citrulline
			酪氨酸	Tyrosine
			胱氨酸	Cystine

*根據白鼠試驗

第四圖　蛋白質與生長之關係

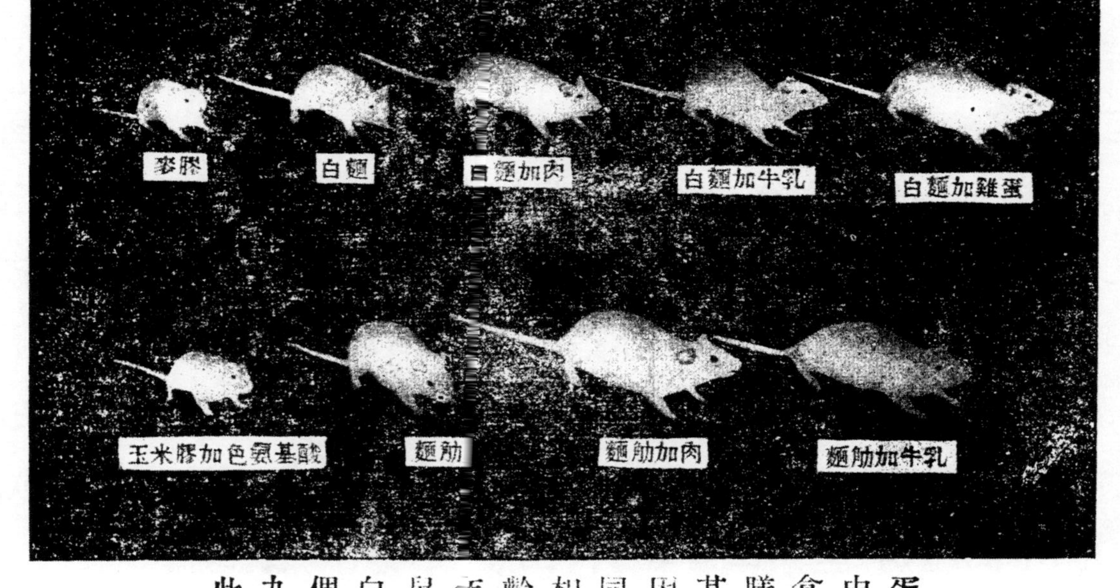

此九個白鼠年齡相同因其膳食中蛋白質之性質不同而體格相差甚鉅

不及之差。例如 CBADCBADCBD 字，含有兩個A，三個B，三個C，三個D，以之重排某字，D雖有餘，A則不足。至少須用二字，方能排一字。此可以喻中等之蛋白質。若字於 A B C D 四字母之中，任缺其一，如 BCDDCBBBCC 或 AADCCDDAAA 者，則以之重排某字，無論用多少字，均不可能。此可以喻下等之蛋白質。

完全之蛋白質，可以構成同量之肌膚蛋白質，其生理價値，爲百分之百。下等之蛋白質，若無他物之輔助，不能構成肌膚，其生理價値爲零。中等蛋白質之價値，則介乎零與百之間。此乃就理論而言也。若按諸實際，則蛋白質經消化之後，在細胞爐火之中，縱可以完全變爲肌膚，而略被燃燒，亦所不免。是以同一蛋白質之生理價値，視其在膳食中成分之高低。成分高則價値低，成分低則價値高。蓋成分高則被燃燒者亦多，成分低則反是。例如牛乳之蛋白質，佔膳食中百分之十時，其生理價値爲八十五。若佔膳食中百分之五時，則其生理價値爲九

十三、據學理之推想，凡生物之系統相近者，其蛋白質之性質亦近。是以動物之蛋白質，與吾人體內蛋白質之性質，當較植物之蛋白質爲近。植物蛋白質爲動物所食而變爲動物蛋白質時，其所含之各種氨基酸，須經一番之選擇，而有重大之消耗。例如每十磅之穀，以之飼牛，則僅得一磅之肉，或六磅之乳。是以動物之蛋白質，不特其生理價值，卽其經濟價值，亦比植物蛋白質爲高。雖然燕窩魚翅，號爲珍饈，自營養方面觀之，則亦次等之蛋白質耳。據協和醫學院生物化學系燕京大學化學系及美人米氏（Mitchell）等之試驗，各種蛋白質成分，佔膳食十分之一時，其生理價值如第四表。

蛋白質之互助作用　食物中之蛋白質，大都屬於中等或下等。其所以能應吾人營養之需者，以吾人膳食中之蛋白質，不止一種，而發生互助之效故也。設有甲乙兩種蛋白質，甲含有過多之子氨基酸而缺丑氨基酸，乙含有過多之

第四表　蛋白質之生理價值

動物類		小麥(整)	67	混合蛋白質		
鷄蛋(整)	94	小米	57	小麥	35%	74
鷄蛋白	83	高粱	56	小米	30%	
牛乳	85	白麵	52	黃豆	15%	
牛肝	77	玉蜀黍(整)	60	豌豆	15%	
牛腎(腰)	77	綠豆	58	牛乳粉	33%	83
牛心	74	馬鈴薯	67	小麥	66%	
牛腿肉	69	紅薯	72	小米	46%	89
猪肉	74	核桃	56	小米	20%	
小牛肉	62	花生	59	乾牛肉	10%	
		黃豆	64	黃豆	10%	
植物類		豆腐	65	乾豆腐	4.6%	77
稻米	77	芸豆	38	乾麵筋	6.4%	
燕麥	65	可可粉(cocoa)	37	玉米	22%	73
大麥	64	白菜	76	小米	22%	
				黃豆	11%	
				玉米	20.6%	70
				小麥	20.6%	
				黃豆	10.3%	

丑氨基酸，而缺子氨基酸。甲或乙單獨爲膳食中之蛋白質時，其生理價值皆甚低。但甲乙相參，苟比例適當，則其結果可與完全之蛋白質無異。蓋甲中之子，可以補乙之不足，而乙中之丑，亦可以補甲之不足也。例如白麵之蛋白質，爲膳食中單獨之蛋白質時，其生理價值爲五十五。牛肉之蛋白質在同一之情況，其價值爲六十九。若以一分之牛肉蛋白質，與二分之白麵蛋白質相參，則其價值爲七十三。又如麥之蛋白質與黃豆之蛋白質佔膳食中百分之十時，俱不能使白鼠循規生長；但若以三分之麥與一分之黃豆相參，則其結果頗佳。

大抵同類之食物，其蛋白質少互助之效。蓋食物之品類相同，則其蛋白質所含氨基酸之種類與比例亦相同。是以穀類之間，乏互助之力。其缺點可以牛乳或肉類補之，亦可以菜蔬補之。

營養素之熱量　物理學上所用之熱單位爲「卡路里」(Calorie)，此乃使一立方公分(立方厘米)(Cubic centimeter)之水升攝氏一度溫度時所需之熱量也。生理學上之熱單位，則千倍於茲，號之爲「大卡路里」，本書中簡稱爲「卡」。

據美國人愛氏之研究，每一公分（克（Gram））之營養素，在體內燃燒時，所發之熱量如下：

醣 四·一五卡　脂肪 九·四卡　蛋白質 四·四卡

但各營養素在尋常膳食中，既不可完全消化，如前所述，則吾人實得之熱量，不若是之多。據第二表，在葷素雜食中，蛋白質之平均消化率爲百分之九十二，脂肪爲百分之九十五，醣爲百分之九十八。故蛋白質之「淨熱量」每公分爲四卡（0.92×4.4＝4），脂肪爲九卡，醣爲四卡。但愛氏之平均消化率，乃指美國人之膳食而言，若用之於中國人之膳食，則未免不確。而三種營養素之中，以蛋白質爲最，蓋各類食物中，脂肪與醣之消化率相差有限，而蛋白質之消化率，則相差有甚鉅者。愛氏所指美國人膳食中之蛋白質，屬於動物者十之六，屬於植物者十之四。前者之淨熱量爲四．二三卡，後者爲三．五五卡，其平均爲四卡，中國人膳食中之蛋白質，屬於動物者，十不及一。依此推算，其淨熱量僅爲三．六卡。若在完全素膳，則據大島氏之研究，其價值當更低矣。茲爲簡便起見，本書中食物之淨熱量，每一公分之醣與蛋白質，仍作四卡計算，每公分之脂肪，作九卡計算。

第三章　營養之需要

營養之需要，可分爲五節論之：即（一）總熱量，（二）蛋白質，（三）醣與脂肪，（四）無機鹽類，（五）維生素是也。

總熱量（Total caloric value）　人體所發之熱，有因體內之工作者，有因體外之工作者。臟腑之運行，屬於前者。四肢之動作，屬於後者。

基本代謝（Basal metabolism）　體內之工作，如循環與呼吸，無論環境如何，不容一刻間斷。此工作所需熱力，乃人體最低限量之需要，所謂基本代謝是也。基本代謝，男比女高，幼比老高。但若年齡相等，性別相同，則瘦者比肥者高。蓋基本代謝，與體外面積成正比。設有甲乙二人體重相等，甲短而胖，乙高而瘦，則乙之基本代謝比甲高，因乙之體外面積比甲大故也。

基本代謝，通常按體外面積佮方公尺（方米 Square meter）計算。體外面積，可照下列公式，從體重及身長推算之，體重以公斤（仟克 Kilogram）爲單位。身長以公分（厘米 Centimeter）爲單位。

$$\text{面積}_{(\text{方公尺})} = \text{體重}_{(\text{公斤})}^{0.425} \times \text{身長}_{(\text{公分})}^{0.725} \times 71.84$$

第五表　基本代謝與年齡之關係

體外面積每方公尺每小時所需之熱量（卡）

年齡	男	女	年齡	男	女
5	(53.0)	(51.6)	20—24	41.0	36.9
6	52.7	50.7	25—29	40.3	36.6
7	52.0	49.3			
8	51.2	48.1	30—34	39.8	36.2
9	50.1	46.0	35—39	39.2	35.8
10	49.5	45.8	40—44	38.3	35.3
11	48.6	44.6	45—49	37.8	35.0
12	47.8	43.4	50—54	37.2	34.5
13	47.1	42.0	55—59	36.6	34.1
14	46.2	41.0			
15	45.3	39.6	60—64	36.0	33.8
16	44.7	38.5	65—69	35.3	33.4
17	43.7	37.4			
18	42.9	37.3	70—74	(34.8)	(32.8)
19	42.1	37.2	75—79	(34.2)	(32.3)

據涂（DuBois）氏及卜（Boothby）氏與聖（Sandiford）氏之研究，基本代謝與男女之年齡之關係，如第五表。華人之基本代謝，比西人稍低。

特別動力(Specific dynamic effect)　體內工作所發之熱，因進膳而增加，所謂食物之特別動力是也。蛋白質之特別動力最强，脂肪次之，醣最弱。設有人隔夜未進膳，靜臥床上，一切舒適，其所發之熱量（基本代謝）每日爲二千卡。今若食五百公分之蛋白質，則食物所含之熱量，適與其基本代謝相等。然此人所發之熱，將不爲二千卡，而爲二千六百卡。是食蛋白質後之代謝，比基本代謝多百分之三十也。脂肪之特別動力爲百分之十二，醣爲百分之六。故膳食之特別動力視其成分而異。西人平均膳食之特別動力，爲百分之十五。語云：「老者非肉不飽，」肉富於蛋白質，老人畏寒，故須食肉，以增其發熱之量也。

因體外工作所發之熱，固視乎用力之多寡，亦視乎作者效率（Efficiency）之高低。不熟於工作者，手足不靈，多作無益之舉動，於應費能力之外，消耗殊多。熟於工作者則否。各種工作時所需之熱量（基本代謝在內），可於第六第七第八三表見其大概。

第六表　各種工作每小時所需之熱量(卡)

工作	男子		女子	
	每公斤體重	每磅體重	每公斤體重	每磅體重
安睡	0.93	0.43	0.87	0.40
醒時靜臥	1.10	0.50	1.02	0.47
靜坐	1.43	0.65	1.33	0.60
朗誦	1.50	0.69	1.39	0.63
隨便站立	1.50	0.69	1.39	0.63
縫紉	1.59	0.72	1.47	0.67
留神站立	1.63	0.74	1.53	0.69
織毛線衣	1.66	0.75	1.54	0.70
穿衣	1.69	0.77	1.57	0.71
歌唱	1.74	0.79	1.62	0.74
裁縫	1.93	0.88	1.79	0.81
速打字	2.00	0.91	1.86	0.85
熨衣	2.06	0.93	1.91	0.87
洗碗	2.06	0.93	1.91	0.87
掃地	2.41	1.09	2.24	1.02
訂書	2.43	1.10	2.26	1.02

第六表　(續)

工作	男子		女子	
	每公斤體重	每磅體重	每公斤體重	每磅體重
輕量運動	2.43	1.10	2.26	1.02
做皮鞋	2.57	1.17	2.41	1.10
洗衣	2.60	1.18	2.42	1.10
緩步（每小時約八里）	2.86	1.30	2.66	1.21
木匠、五金匠、油漆匠工作	4.43	1.56	3.19	1.45
中量運動	4.14	1.88	3.85	1.75
速行（每小時約十二里）	4.28	1.95	3.99	1.81
石匠工作	5.71	2.60	5.31	2.41
重量運動	6.43	2.92	5.98	2.72
鋸木	6.86	3.12	6.39	2.90
游泳	7.14	3.25	6.64	3.02
跑(每小時約十七里)	8.14	3.70	7.57	3.44
極重運動	8.57	3.90	7.97	3.62
速行(每小時約十七里)	9.28	4.22	8.63	3.92

第七表　中年人每日所需之熱量(卡)

工　　作	每公斤體重	每磅體重
休息	30—35	14—16
輕量運動	35—40	16—18
中量運動	40—45	18—20
重量體力工作	45—50	20—23
極重體力工作	50—60	23—27

第八表　各種職業人每日所需之熱量(卡)

職業人	每公斤體重	每人
男子		(每六十公斤體重)
成衣匠	33—37	2000—2200
紡織工人	34—39	2050—2350
做皮鞋工人	38—42	2300—2500
訂書者	40—41	2400—2450
木匠	40—50	2400—3000
五金匠	48—56	2900—3350
農夫	45—60	2700—3600
油漆匠	50—54	3000—3250
挖掘工人	60—70	3600—4200
石匠	66—67	3950—4000
木材工人	70—76	4200—4550
女子		(每五十公斤體重)
縫級者	27—30	1350—1500
機器縫級者	32—40	1600—2000
訂書者	38—40	1900—2000
侍餐者	43—53	2150—2650
洗衣者	50—60	2500—3000

基本代謝，雖與體外面積成正比，然體外面積，不易測量，卽用公式計算，亦嫌其繁。故吾人估計總熱量之需要時，仍以體重爲主，體重不知時，亦可由身長計之。蓋普通人之平均體重與身長，有一定之關係也。華人之體重與身長之關係見第九表。

第九表

成年華人身長與體重之關係

身長 公分	體重 公斤	身長 公分	體重 公斤
150	44.0	168	58.4
151	44.8	169	59.2
152	45.6	170	60.0
153	46.4	1.1	60.8
154	47.2	172	61.6
155	48.0	173	62.4
156	48.8	174	63.2
157	49.6	175	64.0
158	50.4	176	64.8
159	51.2	177	65.6
160	52.0	178	66.4
161	52.8	179	67.2
162	53.6	180	68.0
163	54.4	181	68.8
164	55.2	182	69.6
165	56.0	183	70.4
166	56.8	184	71.2
167	57.6	185	72.0

設有男子體重六十公斤，每日睡八小時，打字八小時，慢步二小時，坐而看書六小時，則按第六表，此人所需之總熱量，可作下列之估計：

生活情況	時間	每公斤每小時所需熱量(卡)	共需熱量(卡)
睡	八小時	○・九三	四四六・四
打字	八小時	二・○○	九六○・○
慢步	二小時	二・八六	三四三・二
靜坐	六小時	一・四三	五一四・八
			總共二二六四・四卡

按第七表，凡成年人之作輕量運動者，每日每公斤需三十五至四十卡。體重六十公斤者，每日須二千一百至二千四百卡，平均為二千二百五十卡。此與以上所得結果，相差有限。吾人若嫌其繁，則按第七表計之足矣。

兒童所需之總熱量，若以體重每一公斤計算，比成年者多。其故有二。兒童活潑好運動，因而多費熱力，一也。兒童生長須有物質，而構成肌膚，亦須能力，二也。兒童所需之熱量，可按其年齡（第十表）或體重（第十一表）計之。體重不知時，可從身長（第十二表）推算。

第十表　各年齡兒童每日所需之熱量（卡）

（按年齡計）

年齡	男孩	女孩
兩歲以內	900—1200	900—1200
2—3	1000—1300	980—1280
3—4	11[illegible]0—1400	1060—1360
4—5	200—1500	1140—1440
5—6	1300—1600	1220—1520
6—7	1400—1700	1300—1600
7—8	1500—1800	1380—1680
8—9	1600—1900	1460—1760
9—10	1700—2000	1550—1850
10—11	1900—2200	1650—1950
11—12	2100—2400	1750—2050
12—13	2300—2700	1850—2150
13—14	2500—2900	1950—2250
14—15	2600—3100	2050—2350
15—16	2700—3300	2150—2450
16—17	2700—3400	2250—2550

第十一表　各年齡兒童每日所需之熱量(卡)
(按體重計)

年齡	每公斤體重		每磅體重	
週歲以內	100		45	
1—2	100—90		45—40	
2—5	90—80		40—36	
6—9	80—70		36—32	
10—13	75—65		34—30	
	男	女	男	女
14—15	60—55	50—45	27—25	25—20
16—17	60—55	45—40	27—25	20—18
18—19	55—50	40—35	25—23	18—16

第十二表（甲）　中國各部各年齡男子之平均體重與身長

年齡	北部		中部		南部	
	體重 公斤	身長 公分	體重 公斤	身長 公分	體重 公斤	身長 公分
5	14.9	103.3				
6	17.0	105.5				
7	19.1	113.9			18.9	120.7
8	20.7	118.6	21.4	115.7	22.2	123.8
9	21.6	121.6	22.7	125.2	22.3	124.3
10	24.0	125.7	24.1	125.0	24.0	130.0
11	26.4	130.1	26.7	129.2	26.5	134.8
12	28.3	133.6	30.7	136.3	29.1	139.0
13	31.2	138.7	33.4	141.7	32.3	143.1
14	34.0	142.8	38.5	149.7	35.5	149.7
15	42.5	151.9	42.6	155.3	40.1	150.9
16	46.7	159.0	45.4	157.6	42.7	158.3
17	50.1	164.4	47.7	161.2	47.1	161.7
18	53.8	164.6	48.2	162.4	48.2	162.5
19	55.8	167.8	49.3	163.0	50.7	164.2
20	57.4	168.2	50.4	164.3	50.9	164.6
21	59.4	169.1	51.0	163.9	51.1	165.1
22	59.8	169.2	52.6	165.1		

年齡照足歲算

北部指河北河南山西山東陝西甘肅
中部指安徽江蘇浙江江西湖北湖南四川
南部指福建廣東廣西雲南貴州

第十二表(乙) 中國各部各年齡女子之平均體重與身長

年齡	北部		中部		南部	
	體重 公斤	身長 公分	體重 公斤	身長 公分	體重 公斤	身長 公分
5	17.4	107.5				
6	19.1	116.4				
7	19.3	116.8	18.8	116.3		
8	21.6	122.3	21.4	123.9	20.4	121.1
9	23.9	126.2	24.4	127.5	22.0	126.2
10	25.4	131.7	27.0	131.0	24.9	129.4
11	29.6	137.4	30.0	136.3	26.6	132.6
12	34.3	144.1	33.2	140.5	30.2	136.8
13	38.9	149.2	38.7	146.1	33.5	141.8
14	41.8	153.7	39.7	146.1	36.6	144.5
15	44.8	154.8	40.6	147.8	40.4	150.8
16	47.8	155.4	43.0	149.5	41.1	147.8
17	50.2	160.5	48.3	150.0	44.2	152.4

老年人之基本代謝，比中年者低。且肌肉疲弱，好安畏動，故其每日所需之總熱量，可先按上述之法估計，而後折扣之。六十至七十者九折。七十至八十者八折。八十以上者七折。

據國聯衛生科營養專家委員會之最近報告（一九三六年），凡成年男子或女子，居溫帶之地，不作手足勞苦之工作，每日所需淨熱量，平均爲二千四百卡。淨熱量者乃被吸收食物所含之熱量。其未消化之食物，則不計在內。若有工作，則視工作之輕重，應酌加熱量如次：

輕量工作	每小時加至七十五卡
中量工作	每小時加七十五至一百五十卡
重量工作	每小時加一百五十至三百卡
極重工作	每小時加三百卡以上

兒童之熱量需要，可以成年人之熱量需要爲單位，照第十三表所列係數

計算。但兒童活潑好動，應酌加工作所需熱量。五歲至十一歲之男孩或女孩，其工作應照輕量工作計算。十一歲至十五歲之男孩，應照中量工作計算。十一歲至十五歲之女孩，應照輕量工作計算。未滿一歲之嬰兒，其熱量需要，按體重每公斤計算，未及六月者，爲一百卡。六月至一歲者，爲九十卡。

孕婦之熱量需要，與正常婦人同。乳母則每日需三千卡。婦人料理家務，無論有孕與否，每日應以八小時輕量工作計算。

第十三表

各年齡兒童之基本熱量需要

（工作之需要不在內）

年齡	係數*	熱量
1—2	0.35	840卡
2—3	0.42	1000
3—5	0.50	1200
5—7	0.60	1440
7—9	0.70	1680
9—11	0.80	1920
11—12	0.90	2160
12—15	1.00	2400
15以上	1.00	2400

*以成年人之需要爲單位

蛋白質。歐美人之膳食中據德人阜（Voit）氏美人愛（Atwater）氏之調查每日約有一百二十公分之蛋白質是以二氏謂吾人每日蛋白質之需要，卽爲此數。美人矢（Chitenden）氏據試驗之結果，知每人每日有五十公分之蛋白質，卽足以維持氮質之均衡。（換言之，卽膳食中所含氮質之量，與小便及大便中所含氮質之量相等。）遂謂每人每日蛋白質之需要，不過五十公分。此皆兩失其情而不可深信者也。夫人之習慣未必盡佳，飮食尤往往失之過度。彼之謂一百二十公分爲吾人每日所需者，似爲太高。然氮質均衡爲一事，延壽蕃生又爲一事。如矢氏之試驗，其時間至久不過數月，比之人壽之長百不及一。五十公分之蛋白質，於數月之內縱能維持氮質之均衡，若經年累月，則其結果，吾人不敢臆斷，安得謂爲已足耶？美人許（Sherman）氏於此問題曾爲詳細之研究，據云每人每日至少需四十四公分之蛋白質，方能維持氮質之均衡。英人賴（Leitch）達（Duckworth）二氏最近將所有關於蛋白質需要之試驗結果，作一統計。據此統計，成年人之蛋白質需要，爲五十公分。此比許氏之價值稍高。然亦只能視爲最低需要。但最低非最善，爲穩健計，則每日須有七十公分，方有餘裕，美國人平均體重爲七十公斤，則體重每公斤每日需一公分之蛋白質。華北男子平均體重爲六十公斤，則每日需六十公分之蛋白質。

通常之人，不作辛苦之工作或劇烈之運動者，其蛋白質之需要，亦可從其總熱量之需要計之。蓋蛋白質所含之熱量，與總熱量須有適當之比例也。許氏之見，蛋白質所含之熱量，應佔總熱量百分之十乃至十五。設有人每日需三千卡，則其所需蛋白質之量，爲七十五至一百一十公分。

蛋白質之特殊功用，乃供給構造或修補細胞之材料。故蛋白質之需要，應視肌肉之多寡而定。設有甲乙二人，體重相等，甲胖而乙瘦，則乙之所需，比甲多。蓋乙之體少脂肪而多肌肉，甲之體則少肌肉而多脂肪也。兒童因生長之故，其蛋白質之需要，比之成年者爲多，是以吾人計畫兒童之膳食時，蛋白質不妨多用。又蛋白質之需要，苟脂肪與醣可以足用，不隨用力之多寡而增減。故吾人因運動而增加熱量需要時，膳食中應加脂肪與醣，而蛋白質之量則不必改也。

各種蛋白質之生理價值，高下不一，已如第二章所述，則所謂每人每日每公斤體重需一公分之蛋白質者，果指何種蛋白質而言耶？歐美人之尋常膳食中之蛋白質，來自動物植物者各半。其生理學家論蛋白質之需要時所指者當然爲此。吾人估計蛋白質之需要時，應審察膳食之性質，而酌爲加增，不可泥守他人之法則也。

據國聯衛生科營養專家委員會之提議，成年人每日每公斤體重之蛋白質需要，亦以一公分爲最低限度。但此蛋白質，務必來自數種食物。且其中之一部，必須屬於動物。孕婦之蛋白質需要，在懷孕後三月之內，與常人無異。因此時胎兒之生長甚慢。但四月至九月，則因胎兒生長甚速，且預備分娩後授乳之需，每體重一公斤需一·五公分之蛋白質。乳母每體重一公斤需二公分之蛋白質。

據戛（Garry）石（Stiven）兩氏之估計，乳母製造每一公分之乳蛋白質，或授一百公分之乳，須用兩公分之食物蛋白質。嬰兒之蛋白質需要，隨生長而增加。故乳母之蛋白質需要，亦應隨嬰兒之生長而增加。若母親之正常蛋白質需要爲六十四公分，則當嬰兒一月之時，每日須有一百公分。當嬰兒六月之時，每日須有一百三十公分。

正常嬰兒之蛋白質需要，視乎蛋白質之來源。若授以母乳，則每體重一公斤，每日有二至二・五公分之蛋白質，卽可足用。若以牛乳或羊乳代母乳，則每體重一公斤，每日須有三至三・五公分。若以豆漿代乳，則每體重一公斤須有五六公分之蛋白質。一歲以上兒童之蛋白質需要，見第十四表。表中並列國聯專家之提議及賴違二氏之提議。後者比前者稍高，於中國人較爲穩妥，因中國人膳食中之蛋白質不及西人膳食中之蛋白質也。

第十四表 各年齡兒童之蛋白質需要
（按每公斤體重計算）

<table>
<tr><th>年 齡</th><th>賴達二氏之提議</th><th>國聯專家之提議</th></tr>
<tr><td>1—3</td><td>4.0 公分</td><td>3.5 公分</td></tr>
<tr><td>3—4</td><td>3.8</td><td rowspan="2">3.0</td></tr>
<tr><td>4—5</td><td>3.5</td></tr>
<tr><td>5—6</td><td>3.2</td><td rowspan="5">2.5</td></tr>
<tr><td>6—7</td><td>2.95</td></tr>
<tr><td>7—8</td><td>2.7</td></tr>
<tr><td>8—13</td><td>2.5</td></tr>
<tr><td>13—15</td><td>2.6</td></tr>
<tr><td>15—16</td><td>2.6</td><td rowspan="2">2.0</td></tr>
<tr><td>16—17</td><td>2.5</td></tr>
<tr><td>17—18</td><td>2.0</td><td rowspan="2">1.5</td></tr>
<tr><td>18—21</td><td>遞減至成年人之需要</td></tr>
</table>

醣與脂肪　總熱量與蛋白質之需要既定，則二者之差，卽以醣與脂肪充之。斯二者皆以供發熱之用，可以互相代替。彼多此寡，可以隨意，要在二者所含之熱量加以蛋白質所含之熱量，與所需之總熱量相等而已。顧吾人之消化力，有其限度。通常人每日只能吸收二百公分之脂肪，或六百公分之澱粉，斯則亦應注意者也。

據堡(Burr)氏夫婦之試驗。白鼠之膳食中必須有少許脂肪。否則發生某種病狀(詳第四章)。但吾人每日所需要脂肪之數量，則尙待研究。

無機鹽　吾人所需之無機原質如鉀、鈉、鎂、氯等，食物中供過於求，無慮缺乏。蛋白質多含硫。蛋白質足，則硫亦足。惟鈣、燐、鐵三者，易於缺乏，故應特別注意。

據許氏之研究，每人每日膳食中平均有〇・四五公分之鈣，〇・八八公分之燐，與〇・〇一公分之鐵，則可以維持此三原質之均衡。但爲穩健起見，須各加半數，暫定每人每日之需爲〇・六八公分之鈣，一・三二公分之燐，及〇・〇一五公分之鐵。

據英人賴（Leitch）氏之研究，成年人每日須有〇·五五公分之鈣，方能維持鈣質之均衡。此比許氏之數稍高，然相差非鉅。兒童之鈣質需要，比成年者高，因兒童構造新骨骼，須有鈣質。據賴氏各年齡兒童每日之鈣質需要應如下：

六月至二歲	〇·八公分
二歲至九歲	〇·九公分
九歲至十六歲	一·〇公分遞加至二·〇公分
十六歲以後	從二·〇公分遞減至成年人之需要

哺乳嬰兒所需之鈣質，來自母乳。故乳母之膳食中須有充分之鈣質。據以上所述推算，乳母之鈣質需要，至少為一·五公分。

同一食物之無機鹽含量，視土壤與天時而異，不若蛋白質、脂肪、與醣三者之較爲有常。且據最近研究，各種食物中鐵與燐之消化率，相差甚鉅(第二章)，故計畫膳食時，於無機鹽一項，欲作精確之估計，實非易易。但吾人如多用富於鑛物質之食物，則無慮缺乏矣。食物之富於鈣者，爲乳類、葉類。富於燐者，爲豆類、肉類。富於鐵者，爲青菜、鷄蛋及肉類。欲知其詳，可參閱附錄第六表。

高原之土，缺乏碘質。故動植物之產於高原者，亦乏碘質。海水富於碘質，故海中生物亦多含之，而以海藻爲尤。高原之居民，其膳食有缺乏碘質之處，而沿海之居民則否。吾人所需之碘質，爲量至微，無庸作精確之估計。食物中常有海味，則碘質無慮缺乏矣。

各種維生素之需要，經多數專家之研究，雖已略知大概(見第十五表)，尚未能作準確之計算。但吾人已知某種食物富於某種維生素，某種食物缺乏某種維生素，計畫膳食之時，若多擇富於各種維生素之食物則可矣。食物中各種維生素之含量見附錄。

第十五表　每人每日所需各種維生素之數量
以公絲 (Milligram) 爲單位

	最低量		充足量
甲種維生素（胡蘿蔔素）		1.0	3—5
一號乙種維生素（免炎素）		0.25—0.50	1—2
二號乙種維生素（乳芬素）		1.0	2—3
丙種維生素（免疽酸）	嬰兒	2.5	
	成年人	20—50	50—75
丁種維生素（定鈣醇）	嬰兒	0.002	0.01

第四章　營養不良之狀態

營養不良之原因有二種　則營養素過剩一則營養素不足。前者比較少見。然過於肥胖之人易得心臟病及糖尿病者皆因膳食過於豐足。腎臟薄弱者，多食蛋白質則易得蛋白尿之症，是皆其例也。營養素之不足，由於消化器官薄弱者有之，由於腸胃內寄生蟲作祟者有之。然此種情形，與膳食之成分無關，姑不具論。本章所言，乃因膳食不良而起之營養不足狀態。

營養不足之狀態有輕有重。輕者或體格瘦削，或精神衰弱，寒暑易侵，傳染易受，若有病若無病。人莫知其所以然，而亦不之究。俗所謂「體氣虛」者，大半為此。重者呈種種特別病狀，易於診斷。本章所言，乃其重者。其輕者，則請參閱第六章。

總熱量　膳食中各種營養素俱備，而脂肪與醣不足，則所差之熱量，取諸自身之物質。其始則肝中之澱粉，其次則皮膚下及內臟各處之脂肪。肝澱粉與脂肪俱罄，則器官之蛋白質亦分解以供發熱之需。始則四肢，次則臟腑，而人體日見其消耗矣。然蛋白質乃細胞之主要成分。蛋白質消耗，則總熱量之需要亦減。是以總熱量之缺乏，苟不太甚，則不久膳食中之熱量，將與所需之熱量相等，而體重不復減少矣。胖者體內多脂肪，可減少其膳食中之總熱量以消磨之。體重減輕，反覺舒適。但瘦者脂肪甚少，總熱量不足，則損及肌膚。一時尚無大害，過久則可慮也。

蛋白質　膳食中蛋白質不足，則器官之蛋白質，日見其消耗。苟缺乏不太甚，則無幾何時，因體重減少，蛋白質之需要亦減少，仍可以維持氮質之均衡。苟缺乏太甚，則器官之消耗不止，終必至於死亡也。

正常人之血清，含有百分之七蛋白質。若膳食中蛋白質過於缺乏，則血清中蛋白質之成分亦隨之降低。因此血清之滲透壓力減少。血中之水，浸入各組織，使之膨漲，所謂營養水腫（Nutritional edema）是也。歐洲大戰之時，患此病者頗多。吾國饑荒之時，此病亦甚多。

凡人饑則食。總熱量不足，則必有饑之感覺，故不易極端缺乏蛋白質則不然。但膳食中缺乏蛋白質時，在成年者雖易於疏忽，在小孩則不難洞察。蓋小孩必有充分之蛋白質，方能生長。苟生長不循常軌，則蛋白質是否缺乏，首爲疑問。

甲種維生素　動物有貯藏甲種維生素之能。膳食中若缺乏此維生素，暫時雖不爲害，經久則必致病。病狀之著者，爲乾眼病患者眼之結合膜（Conjun-tiva）及角膜（Cornea）始則發乾，繼則發炎，終則出血流膿。若不早治，有失明之憂。甲種維生素之號爲抗乾眼病維生素者，卽爲此。其實甲種維生素有維護上皮組織完整之功能。若甲種維生素缺乏，則凡有上皮之組織，如消化管、呼吸管、輸精管、膽管、尿道、膀胱等等，其上皮皆起角質變性（Cornification）而脫屑。

眼膜之發乾，僅其一例耳。缺乏甲種維生素之白鼠，不能生殖，亦因各生殖器官之上皮，發起角質變化。上皮乃抵抗微菌之第一防線。上皮起病理變化，則易爲微菌所侵。故甲種維生素缺乏，則凡由上皮傳染之病，如傷風咳嗽癆瘵等當皆易得。說者謂甲種維生素有抵抗傳染病之功能，不爲過矣。甲種維生素缺乏之時，

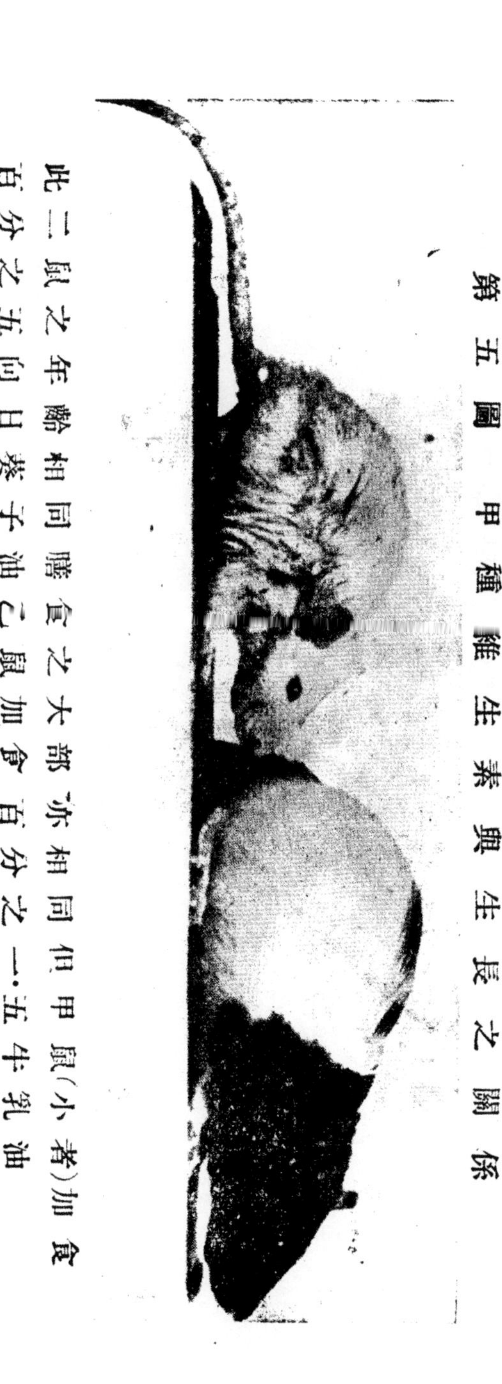

第五圖　甲種維生素與生長之關係

此二鼠之年齡相同，膳食之大部亦相同，但甲鼠（小者）加食百分之五向日葵子油，乙鼠加食百分之一·五牛乳油

第六圖　乾眼病(小孩)

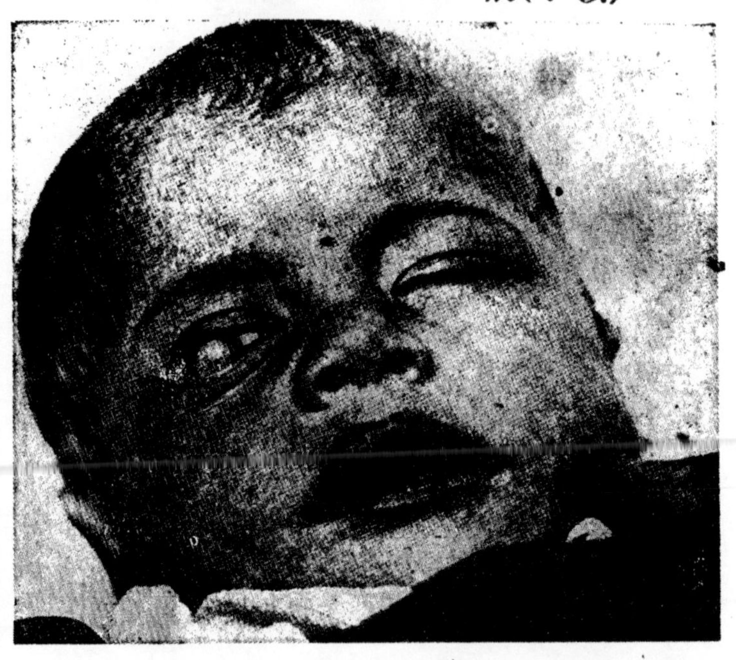

此小孩患乾眼病右眼充滿白血
球而呈黃色左眼腫脹而黏合

第七圖 鼠乾眼病(白鼠)

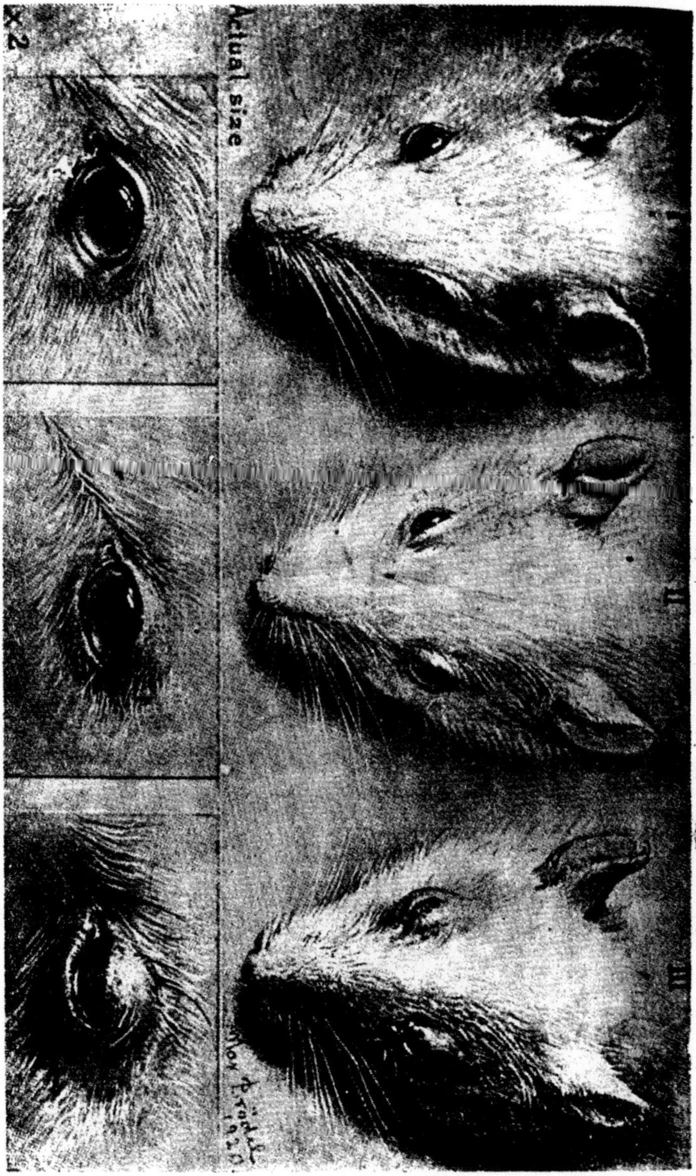

白鼠之眼

左爲健全白鼠之眼　中爲乾眼病乍發之狀　右爲乾眼病已著之狀

第八圖　乾眼病(狗)

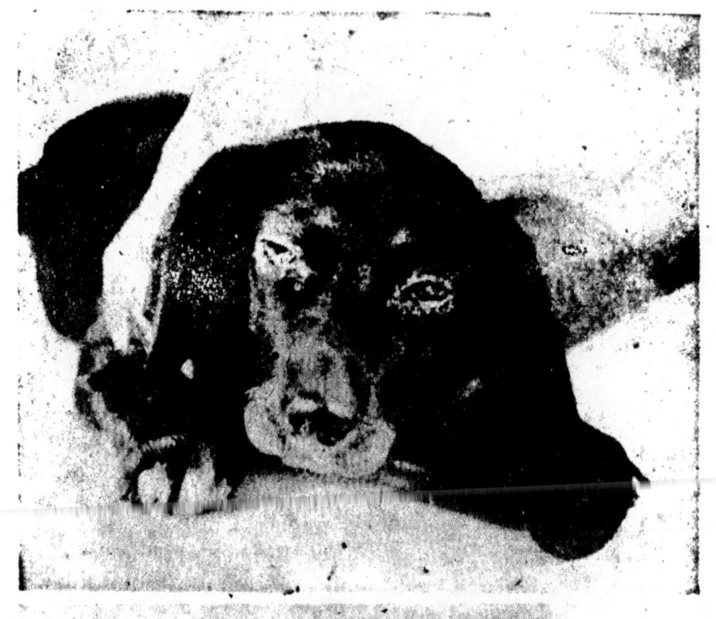

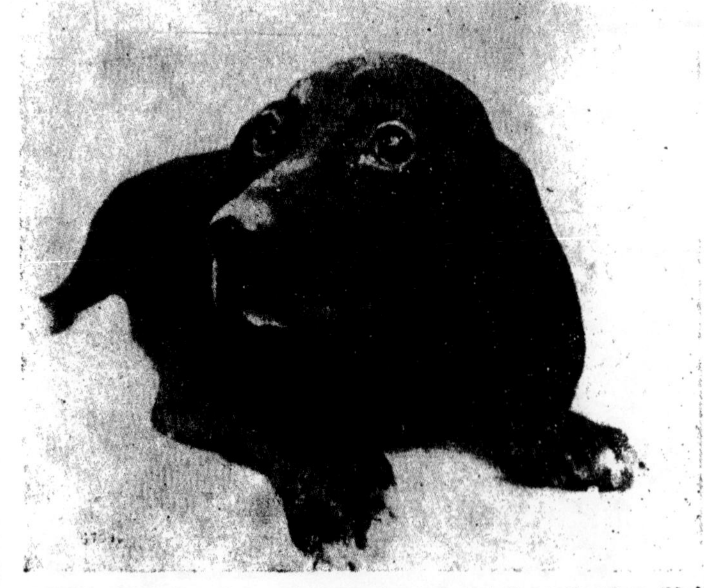

上圖狗患乾眼病　下圖此狗用魚肝油治愈後之狀態

易患腎石（Kidney stone）之病，此病與上皮之變化，亦有關係，又缺乏甲種維生素之白鼠，其神經系統，亦起某種病理變化，但他種維生素缺乏時，神經系亦常受影響。

在成年人及年齡較大之兒童，若甲種維生素稍爲缺乏而不甚缺乏之時，則得夜盲（Night blindness）之病。此病中國舊醫書中名雀目，患者晝時視覺與常人無異，夜間則模糊不清。據窪（Wald）氏之研究，眼中視網膜（Retina）所含之視紫素（Visual purple）乃甲種維生素與某種蛋白質之結合物，若甲種維生素缺乏，則視覺當然有礙。

甲種維生素與動物之發育有直接關係。若以缺乏甲種維生素之食物，餵幼稚之白鼠，其始數星期內，尚能繼續生長。蓋以白鼠體內有甲種維生素之儲蓄。但未幾儲蓄用罄，則其體重不能增加，甚至減少。於體重不增不減之時，若予以甲種維生素，則體重立卽增加，且增加之程度與所給甲種維生素之數量成正比例。兒童膳食中缺乏甲種維生素時，縱無病狀，生長亦必不循常軌。

食物之最富於甲種維生素者，爲牛乳油。西人膳食中之甲種維生素，大半出於此。他如動物之肝，植物之菴，亦富於甲種維生素，可以治療乾眼之病。歐戰之時，丹麥國因牛乳油出口太多，小孩患眼病者甚衆，後與以魚肝油卽愈。

一號乙種維生素　膳食中缺乏此維生素，則胃口不良，大便不通，消化力頓減，動物呈饑餓之狀態。各器官均瘦削，但腎上腺則增大。心臟放大而鬆弛。脈搏不常。神經中樞呈紛亂之象。手足搐弱。腿部浮腫。所謂脚氣（Beri-beri）是也。據最近研究，一號乙種維生素，與醣之新陳代謝有關。此維生素缺乏，則醣之氧化作用，不能徹底。某種酸質積於腦中，一切病狀，皆由此始。又膳食中缺乏一號乙種維生素時，兒童不能循規生長。乳母之乳量減少。

脚氣病流行於亞洲食米諸國，由來已久。其爲營養不良之病，則晚近之新發現也。荷蘭人哀（Eijkman）氏當千八百九十七年之頃，於脚氣病，曾作詳細

第九圖　脚氣病

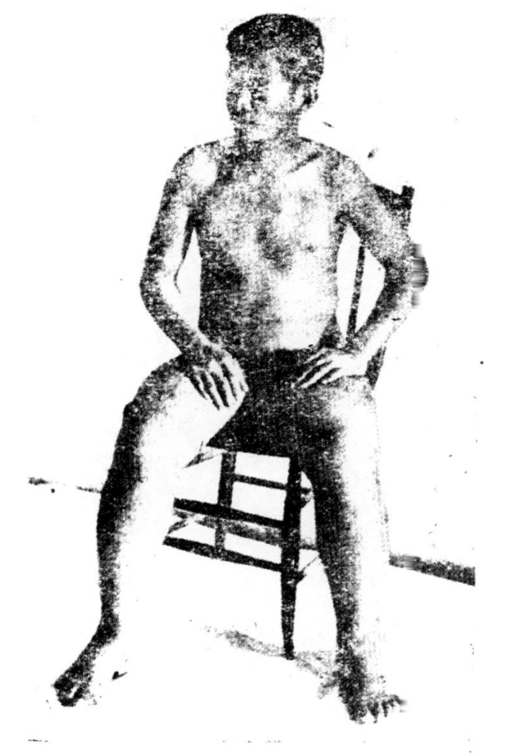

濕脚氣　腿部腫大

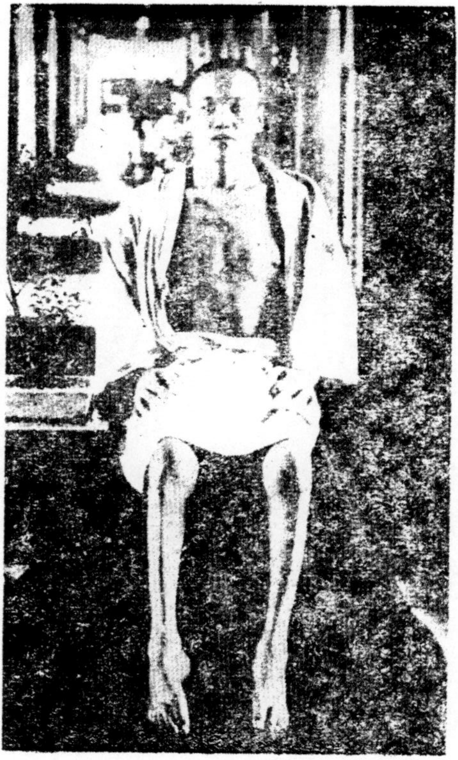

乾脚氣　腿部消瘦

第十圖　脚氣病(狗)

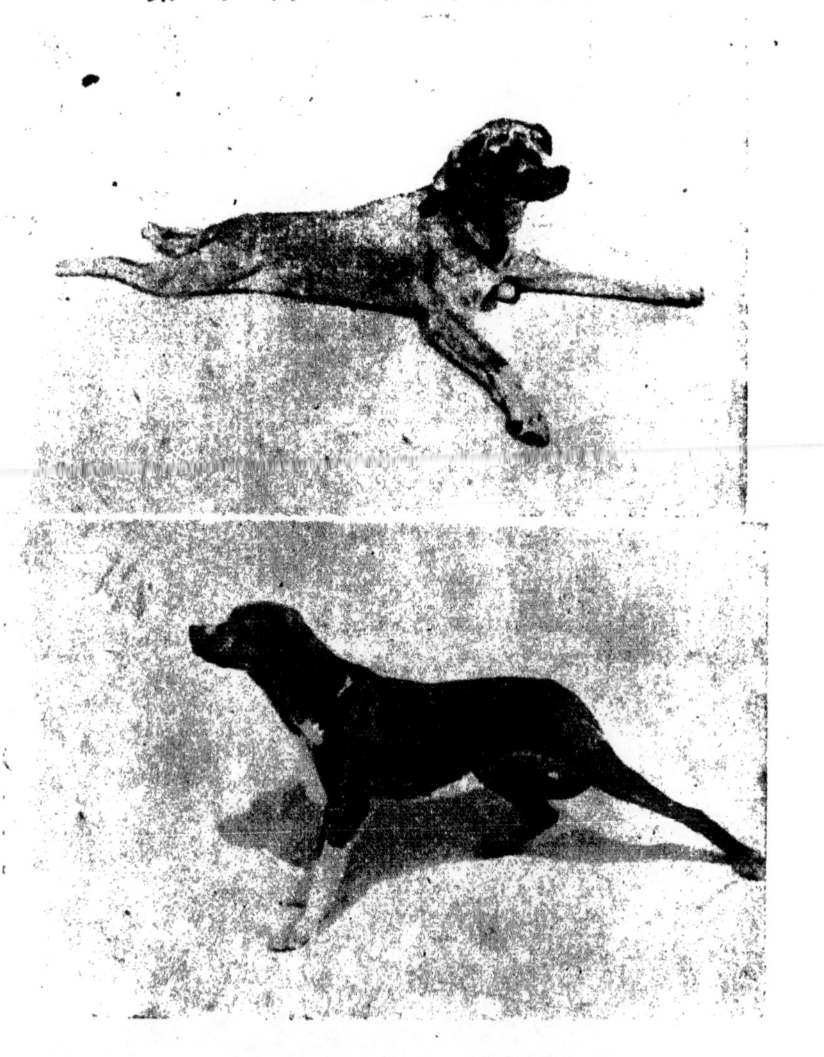

此狗患脚氣病後腿瘋癱(上圖)
後食西紅柿病遂漸愈(下圖)

第十一圖 複性神經炎病（鴿）

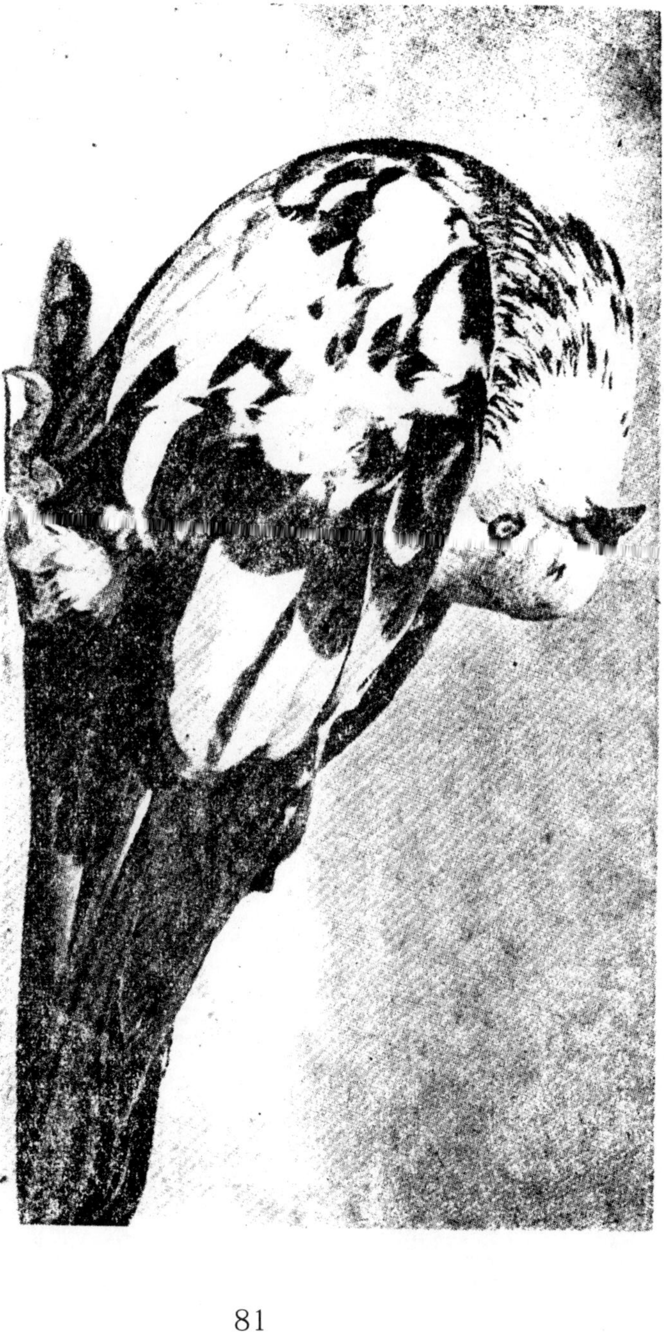

此鴿因專食白米得複性神經炎病姿勢特殊

之研究。哀氏知家鴿若食白米，則得神經發炎之病。時東印度脚氣之病盛行，哀氏疑爲食白米所致，於是將獄中囚犯分爲二隊：其一與以白米，其他則與以四分三之紅米（未經磨白者）與四分一之白米。前者於十五萬餘人中、得脚氣病者有四百二十人。後者於九萬六千餘人中，得脚氣病者僅九人。於是知米之外皮，含有一種能抵抗脚氣病之物質。脚氣病由於營養素缺乏之學說，實肇於此。

二號乙種維生素，實包含數種功用不同之物質，前已言之。芬素缺乏則動物停止生長。菸草酸缺乏則生癩皮之病。六號乙種維生素缺乏之時，白鼠身體對稱各部之皮膚發炎，脫屑脫毛，謂之皮膚炎病。此外腸胃及神經系統，亦起病理變化。但與其他乙種維生素之缺乏或有連帶關係。

食物之最富於乙種維生素者爲酵母（Yeast）。一號二號六號俱備。但在其他食物中，此三號乙種維生素，常不並行。譬如穀類之皮，只富於一號。雞蛋白

第十二圖 癩皮病

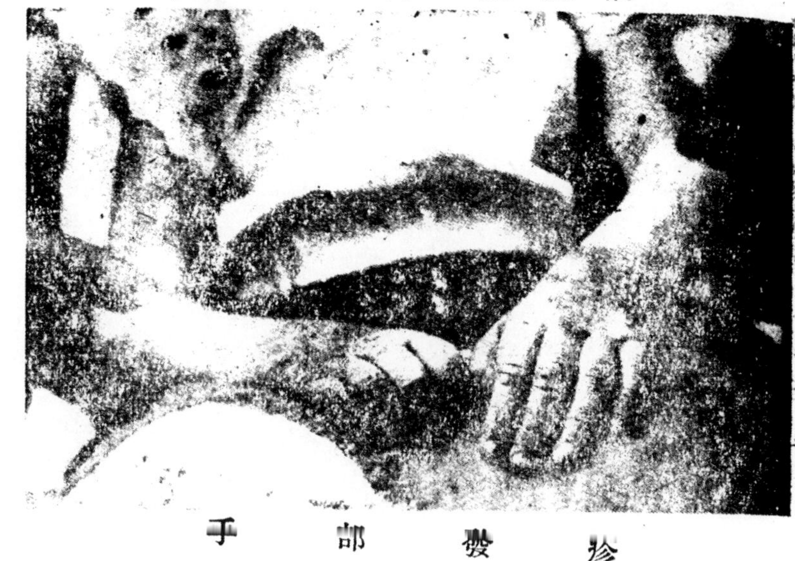

手部發疹

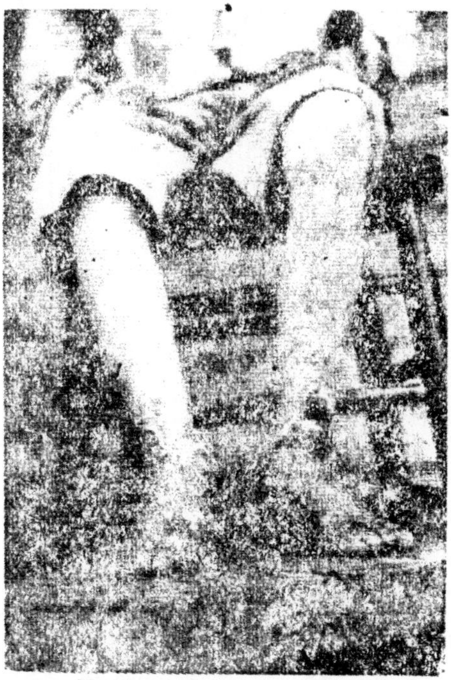

足部發疹且脫屑

富於二號。魚類之肉，只富於六號。

丙種維生素　膳食中缺乏此維生素，則腸胃生瘡，皮下出血，骨節脆薄，牙根動搖，所謂血疸（Scurvy）之病也。古時航海者，因缺乏新鮮之食物，多得此病。食物之最富於丙種維生素者，爲檸檬與柑、橘、柚子之屬。今日之航海者，皆帶檸檬，蓋有由來矣。

丁種維生素　此種維生素有輔助鈣與燐新陳代謝之功能，與骨骼之發達，有密切關係。苟膳食中鈣與燐俱豐，則丁種維生素卽稍缺乏，亦無妨礙。若鈣或燐不甚充裕，而丁種維生素又缺乏，則骨軟而不正；甚者則攣背彎脚，不能立地，所謂佝僂（Rickets）之病也。蓋骨之組織，須有燐酸鈣塡於其中，而後堅固。鈣與燐缺乏則骨軟矣。佝僂乃小孩之病。但婦人有孕時，因其胎兒需燐與鈣，取諸母體之骨，所生之壞骨病（Osteomalacia）與佝僂相類。膳食中缺乏丁種維生素時，牙齒亦常易齲。

第十三圖　血疸病(皮膚)

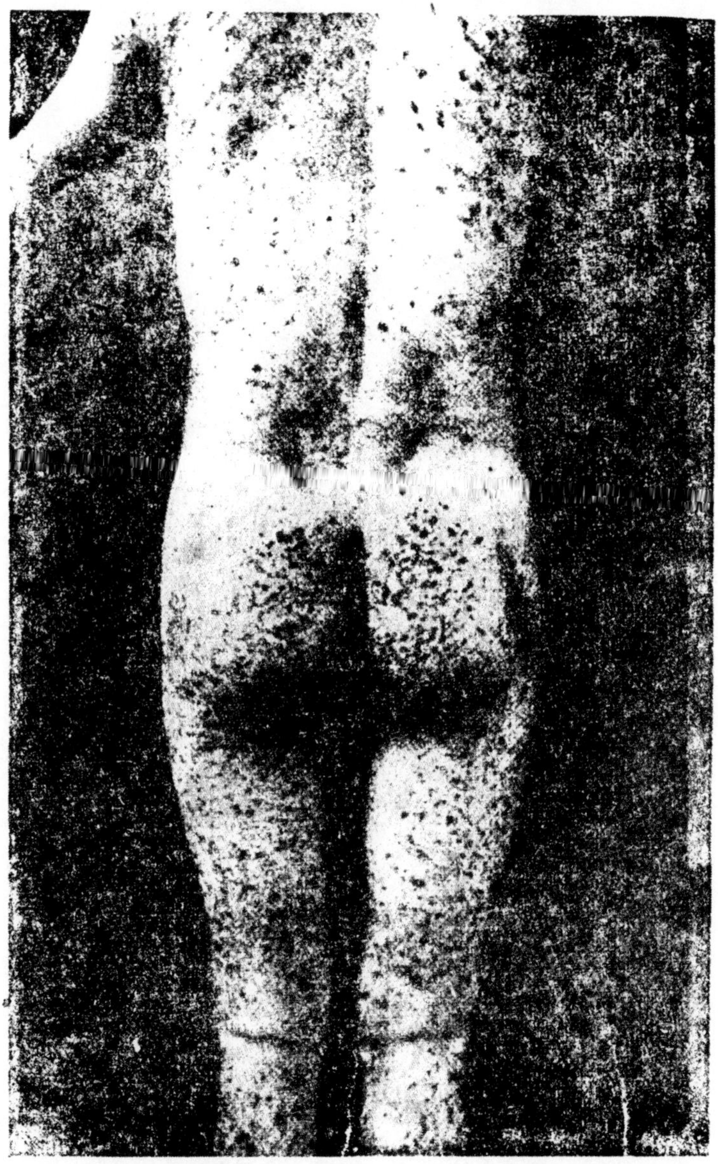

皮膚下出血現出斑點

第十四圖　血症病（姿勢）

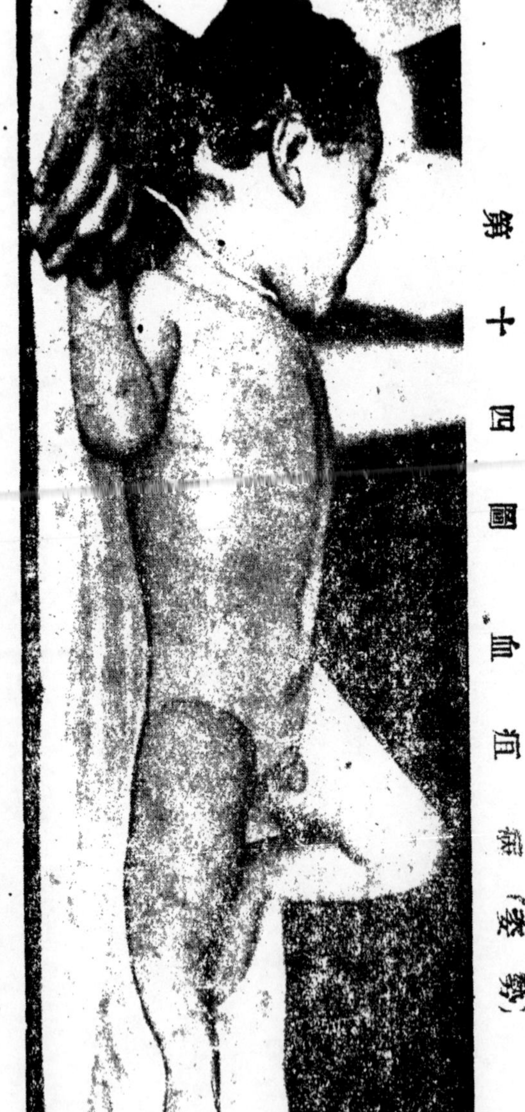

此小孩患血症病腿部腫大姿勢特殊

第十五圖　血疽病(天竺鼠)

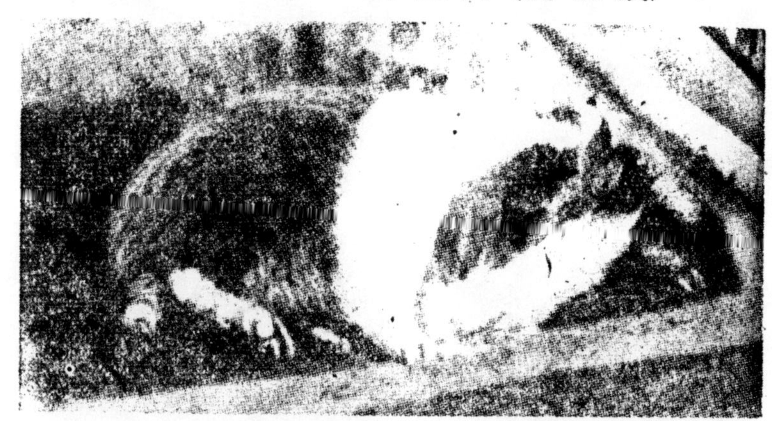

此天竺鼠因膳食中缺乏丙種
維生素致臉部疼痛後腿無力

第十六圖 軟骨病（八）

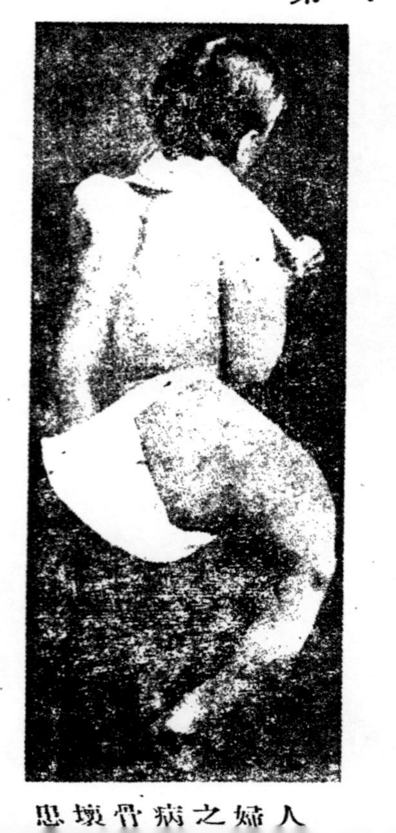

患壞骨病之婦人

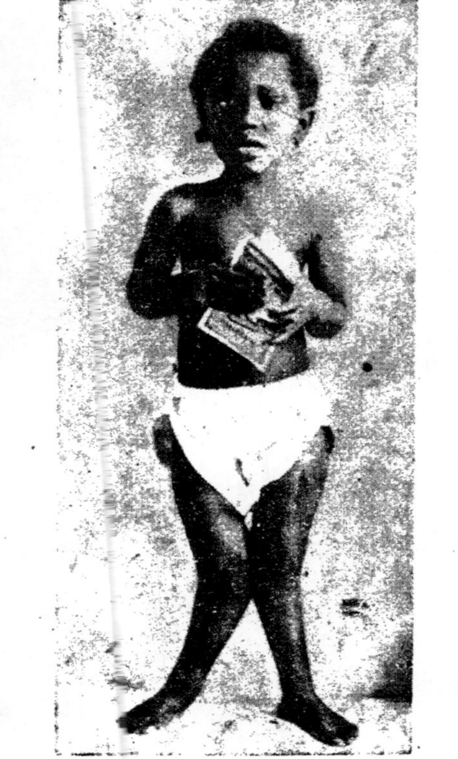

「相撞膝」

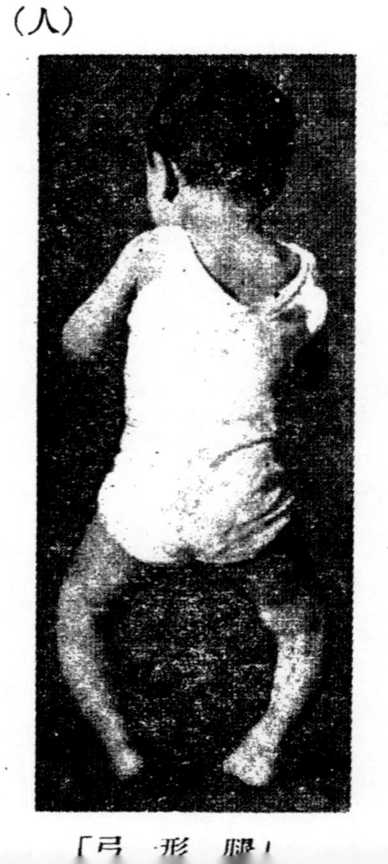

「弓形腿」

第十七圖 軟骨病

白鼠胸部之剖面

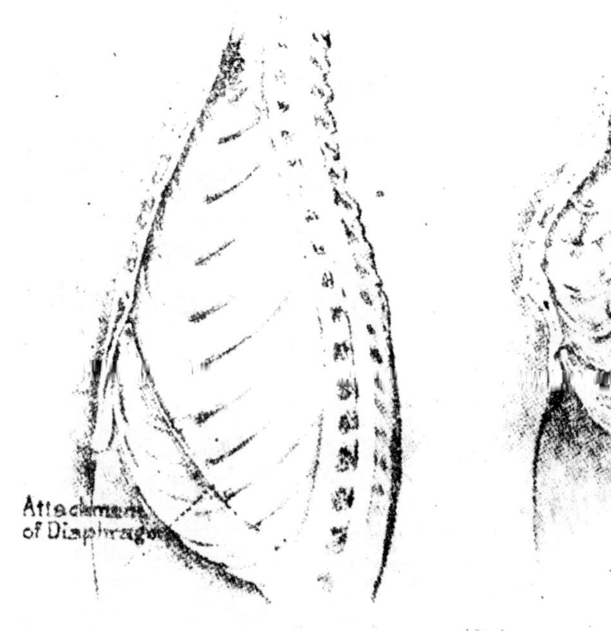

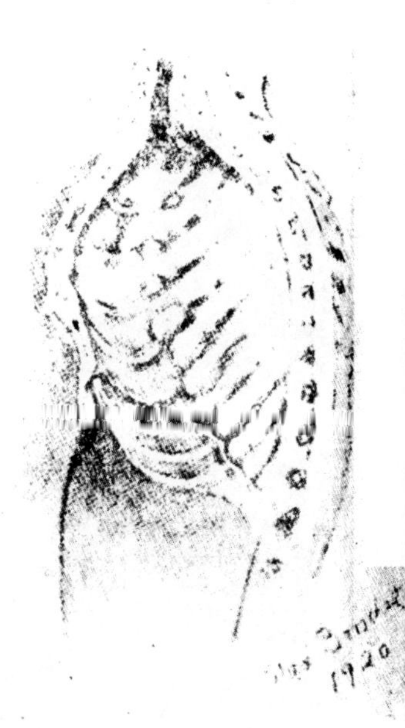

左為正常之鼠,右為患軟骨病之鼠,肋骨與軟骨接連處增大如球形,宛如念珠(Rosary)。

第十八圖　日光與營養之關係

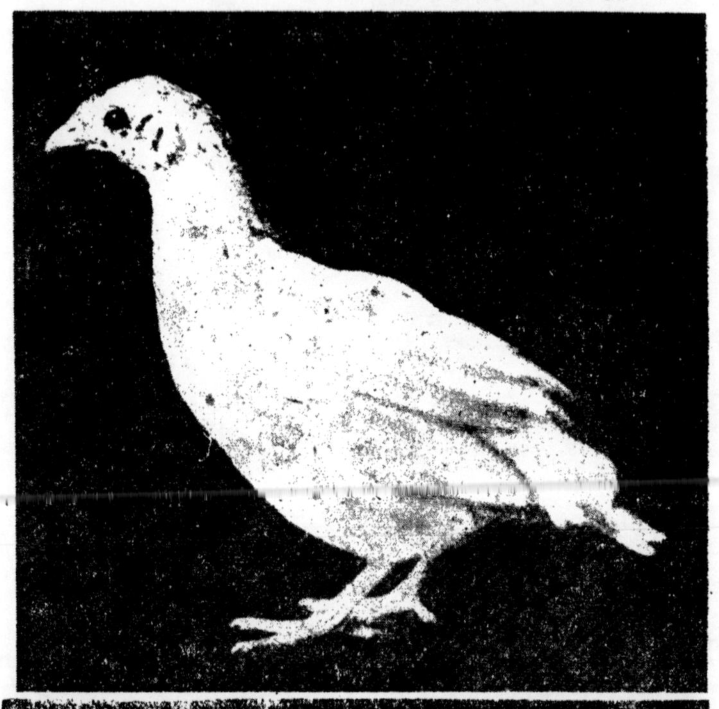

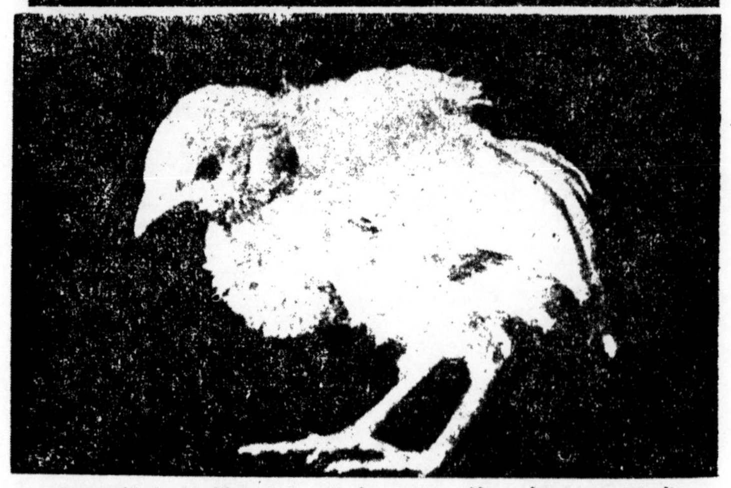

此兩雞之年齡相同，膳食相同，其一每日在日光中十分鐘(下圖)，其他則全日在日光中(上圖)。

第十九圖　鈣與骨格之關係

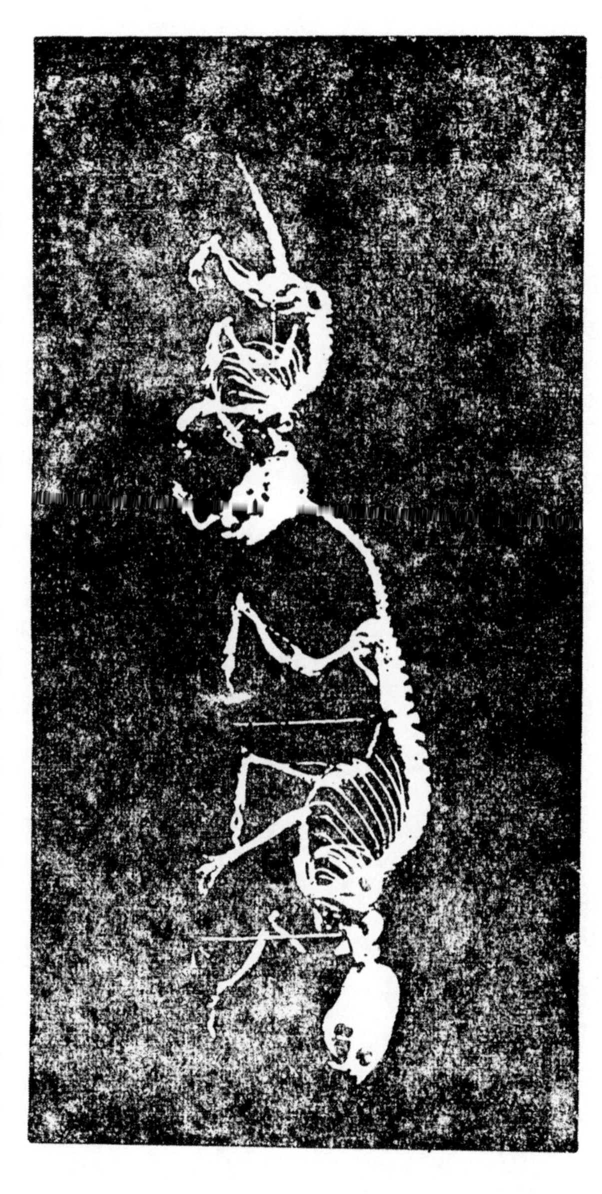

此兩鼠之年齡相同其一之膳食爲麥、肉及牛乳，含有充分之鈣質，其他之膳食爲麥與肉，所含鈣質甚少。

正常兒童之血淸，每一百公分含有十公絲（Milligram）之鈣質。患軟骨病者，血淸中之鈣，可以減至五八甚至三四公絲。手足搐搦（Tetany）之症，卽因此而生。蓋神經之穩固賴乎血淸中鈣質含量之正常。鈣質減少，則神經過敏矣。

佝僂之病，可以魚肝油治之。然膳食中之鈣與燐，亦須增加。若此二原質過於缺乏，則徒食魚肝油，亦無益也。又日光或紫外光（Ultra-violet light）亦有治佝僂病之功能。因動物皮膚所含之苦草固醇（Ergosterol）經日光曬照，則變爲丁種維生素。

戊種維生素　膳食中缺乏此維生素，則男之睪丸，女之卵巢，皆不發達；然其他器官，則無病狀可徵。吾人用特別膳食養育白鼠，能使之得此病，在人類或不多覯。食物之最富於戊種維生素者，爲小麥之油，他如葉類之蔬菜亦頗富。

無機鹽　無機原質之易於缺乏者，爲鈣、燐、鐵、碘四原質。膳食中鈣與燐缺乏，則得佝僂之病，前已言之。鐵缺之，則得血虧之病，蓋紅血球中之血紅蛋白質含有鐵故也血虧病，以肝治之，最爲有效。乳甚富於鈣與燐，而含鐵無多。小孩初生時，其肝與脾中貯有多量之鐵，以補乳之不足。數月之後，貯藏漸罄，苟專食乳，則乏製血之質，不能循規生長矣。據最近研究，血紅蛋白質之生成，須有銅之協助。故膳食中缺乏銅質亦能致血虧之病。

碘質缺乏，則生鵝喉（Goiter）之病。此病之輕者，可以海藻或碘質鹽類治之。海水含碘頗多，若烹調常用粗鹽，則可以預防之矣。

深井之水，常含氟質。若含量太高（千萬分之九以上），則飲之者牙齒之琺瑯質失去光澤，發生斑點，謂之斑牙病（Mottled teeth）北平西山某處居民，患此病者甚多，大概因飲深井水所致。某種茶葉（焦岩蘚茶）因產於豐富氟質之土壤，含氟質頗多，故斑牙病亦可以從飲茶而得。

第五章　中國人之膳食

吾人食物，不外植物動物兩種。完全植物類膳食爲素膳，如佛教僧侶之膳是。完全動物類膳食爲葷膳，如愛斯基摩（Eskimo）土人之膳是。動植物並用者爲雜膳，世界大多數民族之膳食皆是。然雜膳之中，有偏於素者，有偏於葷者。

吾國以農立國已四千餘年，農業發達之早，爲世界各國冠。三代之世，農藝已燦然可觀。周禮太宰以九職任萬民，而三農生九穀居其首。農事之重，於此可見。然其時去古未遠，漁獵之風尚盛。漁獵所得，與農作品並用。是以其時人民之膳食，動物必佔一大部分。且地廣人稀，人民不受經濟壓迫，食物可自由選擇。歷史上雖無確實記載，而其爲葷素參半則無疑也。秦漢以降，文事日興，國家以明經取士。於是士大夫穿鑿經典，射御之術不講，獵狩之風漸衰。人民之膳食，遂有傾向素食之勢。迨乎六朝，佛教盛行中土。迷信之徒，以殺生爲罪惡。於是有「食長齋」者。完全素食，似乎始於此時。唐宋以後，人口更增，而地方有限。人民受經濟壓迫，勢必取最廉之食物以爲養。肉食貴而穀食賤，人民之膳食，遂日偏於素矣。

吾國人民，鄉村居十之八，城市居十之二。而城市居民之中，中等家庭佔大多數，富裕之家佔極少數。故論吾國人之膳食，舉農民及中等家庭之膳食以爲例足矣。

吾國人之膳食，近年來頗引人注意。關於是項調查，已有十數起（第十六表。）調查之法，於社會之中，擇可以代表各級之家庭或團體，於一定期間內，計其所食一切食物，及其男女大小之人數，而後將小孩女子按熱量需要折作「成年男子」計算，則每成年男子每日所得食物之中數可得而知（計算之法詳第七章。）其結果列第十七至十九表。

第十六表　中國人膳食之調查

研究者	事件	何時何處發表
1. 竇威廉 (Wm. Adolph)	華北三十家中等家庭	Journal of Home Economics, 1925, 17, 1.
2. 陶孟和	北平四十家貧民	Livelihood in Peking, 1928.
3. 仝	北平十二家小學教員	仝
4. 吳憲 吳嚴彩韻	北平中等家庭三十五家，農民十五家，大學一，中學一，工廠二中等飯館一	Chinese Journal of Physiology, Report Series 1, 1928.
5. 泊惠耳夫人 (Mrs. M. N. Powell)	長沙醫院工人十三人	仝
6. 黃新彥	香港大學學生	仝
7. 陶孟和 楊西孟	上海紗廠工人二百三十家	A Study of the Standard of living of Working Families in Shanghai, 1931.
8. 卜克 (J. L. Buck)	四省六縣一千零七十家農民	Chinese Farm Economy, 1931.
9. 朱振鈞	上海十八家中等家庭	「科學」第十八卷第九期民國二十三年九月
10. 蔡正雅	上海工人三百零五家	「上海市工人生活程度」上海市政府社會局出版民國二十三年九月
11. 鄭集 陶宏 朱章賡	南京各等家庭一百二十家	「科學」第十九卷第十一期民國二十四年十一月
12. 葛春林	河南商邱農林實驗學校學生	「科學」第二十卷第七期民國二十五年七月
13. 伊博恩等 (Read)	上海工廠工人二百八十一人	Chinese Med. Assoc., Special Report, No. 6, 1936.
14. 李維鑠等	上海工廠工人六百九十六人	Chinese Med. Assoc., Special Report, No. 7, 1936.

以上十數起調查之結果見第十七，十八，十九三表

第十七表　中國每「成年男子」每日所得之營養素

	一	二	三	四 北平								五	六	七	八	九	十	十一	十二		十三	十四
	華北中等	北平貧民	北平教員	甲 中等家庭	乙 農家	丙 大學	丁 中學	戊 工廠	己 工廠	庚 飯館	甲至己平均	長沙工人	香港學生	上海工人	四省農民	上海中等	上海工人	南京家庭	河南學生 冬季	河南學生 夏季	上海工人	上海工人
蛋白質(公分)	78	76	84	86	94	96	90	92	92	94*	92	67	94	88	112	87	82	86	112	95	62	64
脂肪	21	30	47	53	43	54	37	18	35	22*	40	27	75	49		54	49	48	52	41	49	47
醣	492	505	493	521	593	543	514	653	551	607*	562	605	497	531		427	560	409	625	602	452	498
發熱量(卡)	2471	2595	2742	2901	3139	3044	2746	3141	2889	3000	2977	3008	30[illegible]7	2913	3461	2544	3008	2801	3420	3150	2490	2660
鈣(公分)											0.337					0.519		0.627	0.772	0.647	0.775	0.661
燐											1.178					1.024		3.100	1.170	0.931	1.058	0.918
鐵											0.0187					0.0158		0.0777	0.0198	0.0127	0.0310	0.030
食物總重量		999	1257								1253					1260		1290				

*假定每人得 3000 卡

第十八表 中國人膳食中各類食物熱量之分配(以百分計)

	一	二	三	四	五	六	七	八	九	十	十一	十二		十四
	華北中等	北平貧民	北平教員	北平中等	長沙工人	香港學生	上海工人	四省農民	上海中等	上海工人	南京家庭	河南學生冬季	河南學生夏季	上海工人
穀類	87	93	80.4	8.2	91.9	70.6	77.1	89.8	65.7	74.7	76.3	82.3	83.6	77.5
豆類	48	*	*	3 8	1.2		5.4		4.3	7.1	3.4	3.6	4.9	12.5
肉類	2.1	0.9	5.4	6.1		7.2	3.0	1.0	7.3	4.0	8.1	2 6	1.0	6.4
魚類							0.4		1.8					
蛋				0.3		4.9			2.2	0.3	0.5		0.5	
乳	0	0	0	0			0.3				0.2			
根莖類	3.2	2.8	4.4	2.5	2.8	1.4	3.5	8.9	3.2		4.3	1.7	1.9	1.5
蔬菜類								0.4		3 1				
水果類		0					0.5	0.1	1.6		0.1			
油	2.3			3.9	4.1	16	7.9	0.2	9.6	10 0	6.1	0.2		2.1
糖	0.4			0.4			0.6		2.0		0.1	7.6	7.0	
雜物		3.5	⊕9.8	1.1			1.2		2.4	0.9	1.0	2.0	1.1	

*包括在蔬菜內 ⊕包括水果

第十九表　中國人膳食中各類食物蛋白質之分配(以百分計)

	一	二	三	四	五	六	七	八	九	十	十一	十二		十四
	華北中等	北平貧民	北平教員	北平中等	長沙工人	香港學生	上海工人	四省農民	上海中等	上海工人	南京家庭	河南學生冬季	河南學生夏季	上海工人
穀類	78	88	45.7	73.9	[illegible]	58	68.1		52.5	60.6	63.4	83.3	90·3	58.2
豆類	11	*	*	10.8	[illegible]		15.5		11.2	18.4	7.7	11.5	6.1	21.7
肉類				9.7		24	2.6		13.7	10.3	18.4			
魚類	6.0	1.7	7.5				2.8		8.4					
蛋				0.9		15.5	0.8		4.7	0.9	1.4	5.2	3.6	14.6
乳	0	0	0	0							0.2			
根莖類							7.9		5.8		7.7			
蔬菜類	4.7	6.3	10.9	3.8	[illegible]	2.4				5.3		△	△	3.8
水果類		0	0				0.7		1.6		0.1			
油										3.3				
糖														1·6
雜物		3.7	⊕ 7.1	0.9			1.7		2.3	1.3	1.2			

*包括在蔬菜內　⊕包括水果　△包括在穀類內

觀此數表，卽可知農民及城市貧民之膳食，以穀類豆類爲主。動物類食物極少，與完全素膳相差無幾。中等家庭之膳食，稍有動物類食物，而南方則較勝於北方，蓋亦南北貧富不同之一佐證。雖然吾國各地中等家庭及農民之膳食，大同小異。作者所調查之團體，包括城市家庭、工廠、飯館、學校及農家。用此數者之平均，以代表吾國人之膳食，當不失之遠也。北平人膳食之成分見第二十表。

吾國人之膳食，旣以穀類豆類爲主，則各地居民之膳食，視其所產之穀類及豆類而異。據金陵大學孫文郁教授之調查（第二十一表）中國之食糧，以米爲首要，次爲小麥，再次爲小米。惟小米與糜黍極相似，合而計之，較小麥尤高。以上數種食糧，合計已達中國全食糧額百分之六十二。此外玉米佔百分之八，大麥佔百分之六，高粱佔百分之五，其他食糧全國平均皆在百分之五以下。

若以省而論，食米最多者，首推廣東，次浙江廣西，再次福建。此數省米之消費量，平均皆在總食料消費量百分之五十以上。江蘇及安徽之南部，米之消費

第二十表　北平人膳食之成分(按食物重量之百分數計算)

食物種類	甲	乙	丙	丁	戊	已	庚	甲至已之平均
	中等家庭	農家	大學學生	中學學生	工廠工人	工廠工人	中等飯館	
麥	26.42	8.41	39.30	26.16	37.00	37.80	72.90	29.18
米	13.72	0.08	18.40	22.32	31.84	0.67	0.28	14.51
小米	1.65	12.00	—	2 66	—	7.84	3.00	4.03
玉米麵	1.29	24.90	—	—	—	15.17	—	6.89
玉蜀黍(鮮)	1.16	0.53	—	—	—	—	—	0.28
高粱	—	1.87	—	—	—	—	—	0.31
豆(乾)	1.94	0.55	0.77	1.87	—	—	1.42	0.86
豆(鮮)	1.73	0.34	—	—	—	—	3.10	0.35
豆類製造品	3.76	5.16	6.55	11.92	7.38	5.46	1.83	6.71
魚肉類	3.91	3.59	14.77	3.48	0.58	6.67	2.97	5.50
蛋類	1.22	0.14	1.41	0.71	—	—	0.19	0.58
脂肪類	1.85	0.64	1.23	1.15	0.64	0.46	0.45	0.99
糖與澱粉	0.37	0.06	—	0.02	—	0.83	0.38	0.21
蔬菜類	8 00	13.53	13.37	24.70	21.28	25.10	3.14	17.66
根莖類	0.73	—	3.34	2.82	1.28	—	1.31	1.36
瓜類	22.80	21.23	—	—	—	—	6.80	7.34
鮮果類	4.37	2.66	—	—	—	—	0.03	1.17
雜物類	5.08	4.31	0.86	2.19	—	—	2.17	2.07
總重量(公分)	1385	1469	1120	1199	1204	1142	947	1253*

* 每人以三千卡熱量計算

第二十一表　中國鄉村人民各種主要食糧之分配(以百分計)

省名	報告縣數	米	小麥	大麥	玉米	高粱	小米	糜黍	莜麥	蕎麥	大豆	蠶豆	豌豆	綠豆及豇豆	其他
察哈爾	6	-	3	1	4	9	46	12	11	7	3	1	1	2	-
綏遠	10	-	10	2	1	4	17	32	25	5	1	1	1	1	-
寧夏	4	14	34	2	3	1	4	27	2	9	-	-	4	-	-
青海	5	-	40	28	-	1	2	3	6	2	-	4	14	-	-
甘肅	20	2	26	10	12	6	8	12	4	7	3	2	5	1	2
陝西	39	6	36	4	11	3	16	9	-	5	3	1	3	3	-
山西	72	1	27	2	11	9	22	7	9	3	3	1	2	3	-
河北	98	1	14	3	18	16	20	5	-	2	6	-	1	5	-
山東	75	1	19	3	13	23	20	3	-	1	11	1	1	4	-
江蘇	45	43	18	12	7	5	1	1	-	1	4	3	2	2	1
安徽	28	43	20	8	3	7	1	-	-	2	5	3	3	5	-
河南	56	3	30	6	12	3	19	1	-	1	6	-	3	5	1
湖北	21	34	21	11	4	3	14	-	-	1	3	3	3	2	1
四川	55	33	12	7	15	4	4	-	1	1	6	4	6	5	2
雲南	23	44	9	5	14	3	1	1	2	3	4	8	3	3	-
貴州	21	37	6	7	16	3	5	1	1	4	8	3	5	4	-
湖南	37	49	4	3	4	3	16	-	-	3	5	5	2	4	2
江西	25	48	7	4	2	1	10	1	-	6	6	5	5	5	-
浙江	42	66	10	2	7	1	2	1	-	1	3	2	1	2	2
福建	19	50	7	4	1	-	21	-	1	1	3	2	2	2	6
廣東	41	73	3	2	4	1	2	1	-	-	6	1	1	3	3
廣西	32	52	3	2	10	2	13	1	-	1	7	1	2	3	3
全國	772	28	16	6	8	5	13	5	3	3	4	2	3	3	1

孫文郁「中國食糧消費概況」見實業部中央農業實驗所農情報告第二年第八期(民國二十三年八月)

量亦高，但因與江北及皖北平均，結果尙不及百分之五十。小麥之消費在華北甚爲普通。大麥之消費則以青海爲最高。玉米之消費量，以河北爲最高，四川雲貴等省次之。高粱之消費量以冀魯豫爲最高。小麥糜黍，以綏遠爲最高，察哈爾次之。大豆以山東爲最高。豌豆以青海爲最高。

中國人口與耕地統計　一國人民之膳食，可以用兩法估計。其一則從可以代表社會各級之家庭，直接調查。如上所述。其二則從全國人口與每年食物之產量與國際貿易，而計每人平均所得各種食物之量。

食物有陸產，有水產。吾國爲人陸國，水產食物爲數較微，可以不計。陸產食物，屬於植物者，近年來漸有統計。屬於動物者，則仍付闕如。是以欲從食物產量而估計全國人民之膳食，尙不可能。然陸產食物之量，視乎耕地之面積。近年來吾國耕地面積，已有統計。從耕地面積與人口之比例，加以研究，亦可以知吾國人膳食之大概。

植物能直接吸收日光之能力，且能從土壤及空氣中吸收其滋養料。動物則必賴乎植物或其他動物以爲養。是以就熱量而論，植物類食物之產生，恆比動物類食物之產生爲經濟。每人每年所須之熱量約爲一・四兆卡。若單食一種食物，則每人所須之耕地面積，視乎食物之種類而異。茲據美國農部專家之估計，舉數種食物以爲例：

馬鈴薯　○・七六英畝
玉　米　○・七九英畝
小麥麵　一・四五英畝
豬肉及豬油　三・七英畝（以穀餧豬）
　　　　○・七英畝（牧豬於草地）
牛　肉　一一・三英畝（以穀餧牛）
　　　　二・五英畝（牧牛於草地）

設有八口之家，有地五十畝（約合八英畝），則每人均攤一英畝，用以種玉米或馬鈴薯，則可以無饑。若用以產小麥麵，則不足以爲養。若用以養牛養豬（穀與草參半）而食其肉，則相差更遠矣。

美國農部營養專家史（Stiebeling）倭（Ward）二氏曾著一小册，名曰「四級膳食」（U. S. Department of Agriculture, Circular No. 296, 1933. Diet at four levels of nutritive content and cost.）。其內容大要，乃據近代營養學理，配合四種優劣不同之膳食。供給此四種膳食每人所須之耕地面積如下：

一、儉約之膳食以備患難時之用	一·二英畝
二、價值最廉之適宜膳食	一·五英畝
三、價值中等之適宜膳食	一·八英畝
四、豐富之膳食	二·一英畝

此四種膳食之熱量，第一種稍低，餘三種皆相等。其優劣之點在於動物類食物及青菜水果之多寡。第四種膳食含此類食品最多。第一種膳食最少。

在一九三三年美國人均攤耕地面積爲一・八英畝有奇。據此而立論，美國人有不能享用豐富之膳食者。若價值中等之適宜膳食，則人人皆能用也。

據陳長蘅君之研究吾國人口與耕地面積之數目如下：

人口	四四六兆
已耕之地	一三七四兆畝
可耕而未耕之地	一五二六至一七二六兆畝
可耕地總數	二九〇〇至三一〇〇兆畝
每人已耕之地	三・七畝（合〇・四七英畝）
每人可耕地總數	六・五至六・九九畝（合一至一・〇七英畝）

觀此，則吾國每人所攤耕地之面積，以之供給儉約之膳食，尚不及半數。吾

國人之尚能生存，固賴乎洋米洋麵之輸入與水產食物之補助，而其主要原因，則吾國農民之膳食，尚在美國農部所謂儉約膳食之下也。此乃從人文地理研究所得之結論。與以上所述直接調查所得之結果，正相符合。

吾國可耕而未耕之地，多在本部以外，將來能否盡量利用，尚屬問題。卽曰可耕者皆耕矣，每人均攤耕地面積，亦僅足以供給儉約之膳食而已。

西洋人之膳食　西洋人開化在我國之後。當兩漢之世，吾國文化，已燦然可觀。而歐洲北部諸民族，則尚渡其衣皮食肉之部落生活。雖然歐人文化進步迅速，而膳食之習慣，則仍其野蠻之風。觀其餐台上所用之刀叉，可見其肉食意味之濃厚。歐人膳食之所以異於吾人者，其關鍵卽在於此。然歐人之膳食，尚有一點與吾人不同，甚堪注意。卽歐人用牛乳，吾國人不用牛乳是也。考牛乳之用爲食物，見於基督教聖經。其爲習慣，大約始於中亞游牧之民，而爲歐人所採用。吾國典籍中無用乳之記載。近年來偶有用乳，乃歐化東漸之結果也。

歐美各國之膳食，大同小異。美國人之膳食統計，尤較他國爲詳。茲將許(Sherman)柏(Pearl)兩氏之調查結果，與作者所調查之北平人膳食之平均列入第二十二、二十三兩表，以資對照。

第二十二表　中美兩國人每人每日所得營養素之比較

	中國 (北平中等平均)	美國	
		許氏之調查	柏氏之調查
蛋白質 (公分)	91.7	106	95
脂肪 (公分)	40.0	—	113
醣 (公分)	562.4	—	447
熱量 (卡)	2977.0	3256	3185
鈣 (公分)	0.337	0.740	
燐 (公分)	1.178	1.630	
鐵 (公分)	0.0187	0.0179	

第二十三表　中美兩國人膳食中蛋白質及熱量來源分配之比較(以百分計)

食物種類	中國		美國			
			許氏之調查		柏氏之調查	
	蛋白質	熱量	蛋白質	熱量	蛋白質	熱量
穀類	73.9	82.0	37.3	38.2	36.1	34.7
豆類	10.8	3.3			1.9	0.8
魚肉類	9.7	6.1	35.3	19.0	55.9	39.3
乳類	—	—	11.6	8.1		
蛋類	0.9	0.3	4.6	1.8		
脂肪類	—	3.9	0.3	10.3	—	4.0
糖與澱粉	—	0.4	0.1	10.1	—	13.2
蔬菜與水果	3.8	2.5	10.4*	11.4*	5.7	7.6
雜物類	0.9	1.1	0.3	0.4	0.3	0.3

* 包括豆類

中美兩國膳食比較　中美兩國膳食不同之點有三。中國人之膳食，以穀類爲主。按熱量計算，穀類佔十之八，美國人之膳食中，則僅佔十之三四。此其一也。中國人膳食中動物所佔之成分甚少。若按蛋白質計算，動物僅十之一，美國人膳食中，則動植物參半。此其二也。美國人多用牛乳及其製造品，中國人則否，此其三也。中西膳食營養價值之不同，可從此三點推論。

熱量　吾國各地人民膳食之熱量，相差頗鉅。其主要原因有二：卽經濟狀況與工作狀況是也。北平小學教員每人每日得二七四二卡，而北平貧民則僅得二五九五卡，經濟狀況之不同使然也。上海中等家庭每人每日得二五四四卡，而上海工人則得三千卡。工作狀況之不同使然也。若單就中等家庭而論，則北平人所得之熱量（二九〇八卡）比上海人（二五四四卡）多，蓋由於體格之不同矣。據許文生（Stevenson）人夫之調查，中國北部男子平均體重爲六十公斤，中部爲五十三公斤。熱量若按體重每公斤計算，則北平人每日得四八・

三一卡，上海人每日得四八・○卡。二者相差無幾。（竇威廉 Adolph 博士所調查華北中等家庭之結果，比之作者所調查北平中等家庭之結果，似嫌太低。大約因其所指爲華北者，實包括長江北岸各省。）據柏氏（Pearl）之研究，美國書記每日得三一二五卡，教員三一九五卡，店夥二九八○卡，三者之平均爲三一○○卡，可以代表美國之中等家庭。美國人平均體重七十公斤。熱量若按體重計算，則每人每日得四五・七卡，比之中國人差兩卡有奇。大凡總熱量之需要，視乎運動之多寡。吾國人不若美國人活潑，而所得之熱量則反多，似有食物過度之嫌。其實中國人之膳食，以植物爲主，渣滓多而消化率低。其膳食中所含之熱量，每公斤雖名爲四十八卡，其實所得之數，則恐尚不及於美國人也。

蛋白質　中國各處中等家庭每人每日所得之蛋白質，北平爲八十六公分，上海爲八十七公分。農民所得稍多。（但卜克 Buck 教授所調查之結果，似嫌太高。）城市貧民則尚嫌不及。若單就中等家庭而論，再按體重計算之，則北平人每體重一公斤，每日得一・四三公分，上海人得一・六四公分。二者平均為一・五三公分。據許氏之調查，美國人每日得一〇六公分。按體重計算，則每公斤得一・五二公分。以彼較此，數量實無差異。然美國人所得之蛋白質，來自植物動物者，各居其半。吾人所得之蛋白質，則幾全屬於植物。其消化率既低，其生理價值又小。吾人每日膳食中雖有八十六公分之蛋白質，實得之數，則恐不及四分之三。設有某甲每日食一百公分之鷄蛋蛋白質。鷄蛋可以完全消化，其生理價值為九十四，則某甲所得可以生長肌肉之蛋白質，為九十四公分。某乙每日食一百公分之白麵粉蛋白質，此物亦可以完全消化，但其生理價值為五十二，則某乙所得可以生長肌肉之蛋白質為五十二公分。某丙每日食一百公分之芸豆蛋白質，此物之消化率為七十六，生理價值為三十八，則某丙所得可以生長肌肉之蛋白質為（0·76×0·38）二十九公分。吾人膳食雖鮮獨味，而中西人所實得蛋白質區別，則可於此數例見之。

假定中國人膳食中蛋白質之消化率為八十，生理價值為七十五，則每一百公分，實得六十。西人膳食之蛋白質其消化率為九十，生理價值為八十五，則一百公分實得七十七。二者相差，約十分之三。由是以觀，吾國人膳食中之蛋白質，實無餘裕。成年之人縱能維持其體重，兒童則恐不能盡量生長。

醣與脂肪　西人膳食中每日有一百餘公分之脂肪，四百餘公分之醣。華人膳食中僅有五十公分左右之脂肪，而醣則多在五百以上。二者相差頗鉅。然脂肪與醣之主要功用，均為發生熱力。孰多孰少，無關重要。其有關重要者，則為脂肪之附帶物。蓋甲、丁、戊三種維生素，可溶解於脂肪之中。脂肪之最富於維生素者為魚肝油與牛乳油。西人膳食中之脂肪，以牛乳油為大宗。吾人膳食中之脂肪，則為含有小量維生素之豬油豆油與菜油。斯則吾人所應注意者也。

無機鹽　礦物質之最易缺之者，為鈣、燐、鐵三質。據許氏之標準，每人每日須有〇・六八公分之鈣，一・三二公分之燐及〇・〇一五公分之鐵，前已言之。觀第十七表則知吾人每日所得之鐵質，堪稱足用，而燐與鈣則嫌太少。牛乳乃鈣質之最優來源。西人用之，吾人不用。所以吾人每日所得之鈣質比西人少。葉類食物亦鈣質之富源。吾人膳食中之葉類食物，比之西人，不特無過，而且不及。是以吾人之膳食實有缺乏鈣質之虞。

甲種維生素　西人膳食中多牛乳鷄蛋，而綠葉之菜蔬亦復不少。所以甲種維生素頗爲充裕。吾人膳食中無牛乳，而鷄蛋亦不多用。故甲種維生素之來源，以菜蔬爲主。然吾人膳食中之綠葉菜蔬，比之西人不爲多。是以甲種維生素有缺乏之虞。

一號乙種（卽乙種）維生素　吾人膳食以穀類豆類爲主。豆類頗富於乙種維生素。穀之外皮亦富。若米與麥，不碾磨太白，則乙種維生素當可足用。但白米白麵爲人所好，而粗米粗麵則人不喜用。鷄蛋亦富於乙種維生素，惜其用不廣。所以吾人膳食亦有缺乏乙種維生素之虞。

二號乙種（卽庚種）維生素　雞蛋牛乳及肉類食物均富於庚種維生素。穀類豆類含量甚少，綠葉菜則頗富。西人膳食以動物居半。庚種維生素定有餘裕。在吾國人之膳食中，則尚爲問題。

丙種維生素　新鮮之水果菜蔬，皆富於丙種維生素。西人之膳食中水果菜蔬俱備，且蔬菜多生食。吾人膳食中既少水果，而菜蔬又皆煮熟而後食，丙種維生素不免稍有損失。是以丙種維生素卽無缺乏之虞，亦不若西人膳食中之豐富也。

丁種維生素　估吾人膳食大部分之各種穀類及豆類食物，均缺乏丁種維生素。蛋黃牛乳頗富丁種維生素，惜吾人不多用之。菜蔬雖有含之者，其量甚微。日光有創造丁種維生素之功能。農村居民工作於日光之下，膳食中縱缺乏此維生素，尚可以無虞。若城市居民，在屋內工作，則確有缺乏丁種維生素之虞。

總而言之，吾國人之膳食中，總熱量雖有餘，蛋白質則欠佳。乙丙兩種維生素或敷用，甲丁兩種維生素則慮缺乏。鐵雖有餘，鈣則患不足。此乃就「成年人」而言。若兒童與孕婦及乳母之膳食則缺乏更甚矣。

甲種維生素缺乏時所生之乾眼病，在北方頗多。北平中等家庭以下常有之。小舖夥計及工廠工人患者尤多。軍隊中亦時有之。據張式溥大夫之研究(民國十九年)，歷年來北平協和醫院就醫之人因眼病致瞎者，計有三百三十六人。其中有一百十六人乃乾眼病所致。與乾眼病同源之夜盲病，亦頗常見。彼拉(Pillat)大夫(民國十八年)曾診察某軍兵士，患眼病者有二百零九人，其中患夜盲者七十人。夜盲之病，舊名雀目，吾國自古有之。據本草綱目，此病可以用豬肝、羊肝、牛肝、黃花菜、酥酪(牛乳油)等治療(凡此皆富於甲種維生素之食物)。北平藥舖有羊肝明目丸。可見此病之由來久而流行廣矣。據近年之研究，尿石之病，亦因甲種維生素缺乏之所致。此病在北方略有之，在廣東則甚多。甲種維生素缺乏之徵象，實徧中國而有之矣。

乙種（己種）維生素缺乏時所生之脚氣病，南方食米之區常有之，北方較少。然卽就北平而論，患此病來協和醫院就醫者，年年有之。民國十五年至十六年之間，其數達六十六人。可見此病卽在北方亦不爲少。因丙種維生素缺乏之血疽病則不多見。

軟骨病，或由於鈣質或燐質之不足，或由於丁種維生素之缺乏。患者多小孩與婦人。北平協和醫院馬士敦（Maxwell）大夫對於婦人之軟骨病，有深刻之研究。據其觀察，此病盛行於中國北部，而以山西爲尤甚。統華北諸省而論，患此病者約十萬人。其流行之廣，實可驚人。卽就北平而論，民國二十一年至二十二年之間，患軟骨病來協和醫院就醫者，婦人有二十一，小孩有六十六。此外手足搐搦之病，亦鈣質缺乏所致。同年來協和醫院就診者二十二人。工廠工人中亦常有之。吾國人膳食之缺乏鈣質，實昭然若揭矣。

蛋白質缺乏之時所生之「營養水腫」病，在歐洲大戰時，因食物缺乏，偶然見之。在吾國則平日所常見。民國二十一年至二十二年之間患此病來協和醫院就醫者共二十七人，可見其流行之廣。若遇凶年災旱，則更甚於此矣。

因鐵質缺乏所生之貧血病，吾國比之西國不爲多。因碘質缺乏所生之鵝喉病，在高原之地常有之。蓋高原所產之植物缺乏碘質故也。北平附近之東陵西陵一帶，有全村人皆患此病者，可見其流行之廣矣。

（一）中國膳食之改良　大凡各地人民之膳食，一視乎其地之物產，二視乎其經濟之情況。而二者之中，則以經濟之情況爲較要。蓋自交通利便以來，人類之膳食，不限於本地之物產，而物產之種類，且受經濟之支配。吾國所產之鷄蛋，非不多也。當地之貧民，嗟仰莫及，而數萬里外之美國人，日常用以造餅，同一地也，我用以種穀而自食，彼則用以牧牛而食其乳。其故無他，我貧而彼富耳。國有人滿之患，民無致富之能，而欲得完善之營養，斯亦難矣。雖然，吾國人之膳食，有無待乎民富而卽可改良者。茲略舉數點如左，治家者苟採取而實行之，則於吾國人之健康，當不無小補也。

一、多用青菜　青菜（綠葉蔬菜）富於無機鹽類與甲種維生素。吾國之膳食中既無牛乳，則青菜應多用。西紅柿（番茄）富於甲乙丙三種維生素，尤宜盡量採用。近年西人開酒會時，多以西紅柿汁代酒，誠良策也。

二、多用雞蛋　雞蛋富於甲、乙、丁、三種維生素，而其蛋白質亦爲上等。吾人如多用雞蛋，則營養可以改良。吾國雞蛋產量雖不少，惜出口甚多。以後當提倡養雞，以增雞蛋之產量。

北方爲產小米白薯之地，其農民之膳食，卽以此二種食物爲主。作者嘗以一種小米白薯之膳食飼白鼠。此白鼠之生長率，不及葷素雜食鼠之半。若於小米白薯之外，加以青菜（小白菜或油菜）或雞蛋，則成績立見改良。若青菜與雞蛋並用，則結果更佳（第二十圖）。靑菜雞蛋在吾國膳食中之重要，於斯可見矣。

三、多用豆類食物　吾人膳食中蛋白質之大部，皆非上等。故須多用富於

第二十圖　青菜與雞蛋之營養價值

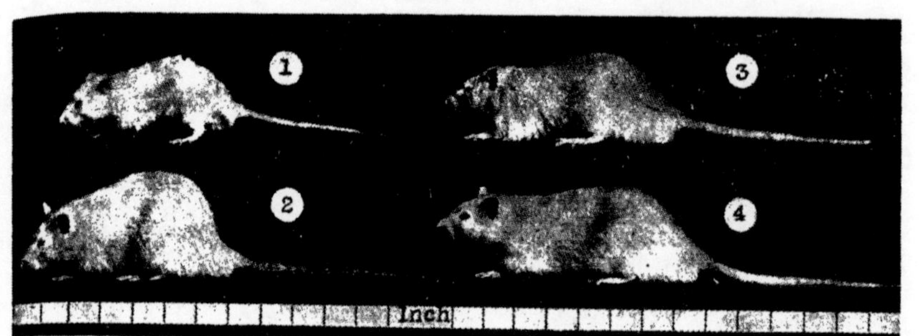

此四鼠年齡皆十八星期,皆食小米與白薯,但其中有加食青菜與雞蛋者,故體格相差甚鉅。

1. 膳食爲白薯 45, 小米 50, 豆油 4, 鹽 1 (以百分計)。
2. 膳食與 1 同,但另加小白菜或油菜。
3. 膳食爲白薯 45, 小米 30, 雞蛋 20, 豆油 4, 鹽 1。
4. 膳食與 3 同,但另加小白菜或油菜。

蛋白質之豆類食物，以數量之有餘，補品質之不足。且豆類蛋白質與穀類蛋白質有輔助之作用。吾人如多用豆類食物，則蛋白質一項，可以無慮缺乏。豆腐易於消化，且頗富於鈣質（製豆腐時用鈣質鹽類，使豆腐漿中之蛋白質沉澱，）尤宜多用。

四、多用粗米粗麵　穀類之皮與胚，頗富於乙種維生素及無機鹽。吾人愛食白米白麵。糠與麩子，則以之飼畜，殊爲可惜。爲衞生計，最好能用整米與整麥，否則亦須用粗米與黑麵。美國之整麥麵包，久爲衞生者所膾炙，近來且有以麩子特製之餅充早餐者。吾國人則漠然無聞，視自製之粗麵爲賤品，而爭購舶來之洋麵，斯亦愚矣。小米未經磨擦，比白米佳，亦應多用。

五、多用羊乳　乳類爲食物中之最佳者，於小孩尤相宜。吾國牛乳缺乏，價值太昂，非普通人所能用。山羊乳之營養性質，不讓於牛乳，而養羊則易於養牛。中等之家，有生草之隙地者，曷其試之。

六、烹調法之改良　食物之烹調，其利有三。使食物易於消化，一也。使食物適口，二也。殺滅微生菌及寄生蟲，三也。然烹調過度，亦有其害。維生素因熱易於分解，而以甲丙二種維生素爲尤。是以烹調時間，不可太長，平常蔬食，煮之十分鐘足矣。外國蔬菜淸潔，可以生食，我國野外所種蔬菜，多用糞作肥料，生食不合衛生。但家中自種之蔬菜，則較爲淸潔，倘用已經沸過之水冲洗之，則未始不可以生食也。

蔬菜所含之維生素與無機鹽，多半可以溶化水中。華北各地烹調之習慣，將菠菜芹菜之類，先浸諸沸水中，然後取其菜而棄其水。維生素與無機鹽亦隨之而失，殊爲可惜。蔬菜應以冷水洗之。烹調之後，菜與菜湯須同用。又中國南部，煮飯多先用沸水煮米，棄其湯以爲洗衣之用，不特維生素與無機鹽因而消耗，卽蛋白質與醣，亦損失不少。斯亦應改良者也。

吾國人煮米與豆時，有加鹼以速其軟化者。此種習慣，亦不合衛生。鹼之能消胃液中之鹽酸，其害尙小。若乙丙兩種維生素在鹼性溶液中加熱，極易消滅，其害則大。蛋白質所含之氨基酸，在鹼性溶液中，亦有易於分解者。

菜葉爲營養精華彙集之處。中國北部習慣，多棄菜葉，而僅取菜莖，是亦應改良者也。

第六章　營養與健康

人之健康，一視乎先天之遺傳，二視乎後天之環境。遺傳者何，種族之特性，世世相承而不變者也。環境者何，盡周身以外之物所成之局面，日新月異，未有不變者也。環境中之因子無數，而營養則僅居其一，其影響於人之健康，驟觀之似甚微。然人身本體之物質，一塵一點，皆取諸食物，而一舉一動所需之能力，亦皆來自食物。非有完善之膳食，則體育之健全，精神之强旺，皆不可能。

人之需要，自物質上觀之，衣食住三者是已。衣與住之元素，均極簡單，而所求者亦易得。富者衣帛，貧者衣布，其外觀雖殊，其效果則同。貴者廣廈深宮，賤者敝廬陋室，其外觀雖殊，其效果亦同。至於食則大不然。食之目的，非僅求飽而已。挈其綱，則發生熱力，供給物質，與節制生理作用三事。舉其目，則無慮數十。營養之要素，非僅一二已也。泛而言之，則蛋白質、脂肪、醣、無機鹽、及維生素五項。精而言之，則蛋白質所含之氨基酸二十餘種，身體各部所含無機鹽原質約十五種，加以維生素之已經發明者七種，共四十餘種。卽單就其較重要而食品中易於缺乏者而言，則氨基酸有十種（見第三表）無機原質有鈣燐鐵三種，合以七種之維生素，亦共已二十種。吾人欲得至善之營養，則此二十種物質，在膳食中一一須均有餘裕而後可。此於短期間內已非易易，以人生數十年之久，歲歲月月，求其如是，不亦難乎？

由是觀之，至善之營養，猶之數學之漸近線（Asymptote），可近而不可及也。大多數之營養素，均有餘裕，其餘雖不豐，而皆能應極少限量之需要，斯則營養之上者也。營養素之中，有餘者半，僅足者半，斯則營養之中者也。少數之營養素雖有餘，而大多數則僅足，斯則營養之下者也。營養有上中下之差，而健康之優劣，亦可由此而定。營養素極乏之時所生之病，如脚氣佝僂之屬，病狀顯著，易於診斷。治療非難，爲害尚淺。若營養稍缺而不甚缺，則其健康不良之狀態，渾渾沌沌，莫明其源。患者每不加以注意，爲害甚大。

美國哥倫比亞大學教授許（Sherman）氏，對於白鼠（Albino rat）之膳食與其健康之關係，曾作一精細之研究。許氏用兩種膳食飼白鼠，而比較其優劣。甲種含有牛乳粉六分之一，整麥麵六分之五。乙種含有牛乳粉三分之一，整麥麵三分之二。兩族之白鼠，各已十數傳，自常識觀之，均屬良好。然兩族之健康，則迥然不同，有以下數點可稽：

一、乳哺時之生長率，乙族比甲族高。
二、斷乳後之生長率，乙族比甲族高。
三、各年齡之平均體重，乙族比甲族高。
四、幼鼠之死亡率，乙族比甲族低。
五、乙族比甲族長成早，而凋謝遲。

六所食食物之熱量相等時，乙族之生長率，比甲族高，

凡茲數點，皆從多數之測量，而加以統計學的分析所得之結果、絕非偶然。可見甲乙兩族之白鼠健康之不同，由於膳食之不同矣。

白鼠之受人養育爲試驗室之動物，已有年矣。千九百十五年以前，其體格未聞有何變遷。美人董（Donaldson）氏曾將關於白鼠身體之一切事實，彙集成書，供人參考，以爲白鼠之遺傳盡於是矣。殊不知千九百十五年以後，營養之學驟進，白鼠之營養比往昔爲優，而其體格與健康，遂以進步。美國康內省（Connecticut）農事試驗所主任奧（Osborne）氏與耶魯大學教授孟（Mendel）氏養白鼠二十餘年，其所畜之鼠，當千九百十五年時，自體重六十公分增至二百公分，平均須七十九日，千九百十九年，須七十日，千九百二十五年，須六十七日。二氏養鼠，固擇其優者使之生育。觀此則人爲之選擇，於白鼠之生長率，雖略有改良，究亦有限也。千九百二十二年時，二氏見白鼠之用某種新膳食者，體重

自六十公分增至二百公分，只須三十八日，千九百二十六年，白鼠之用他種新膳者，須二十四日。比之白鼠之用舊膳者，實大有進步，斷非人爲選擇之所致。由是知前此所用之膳食，雖已適宜，其實尚不足以盡發白鼠天賦之能，而去至善尚甚遠也。據千九百十五年以前之紀載，白鼠之最大體重，爲四百三十八公分。近年則重逾六百公分者，已常見矣。

甲種維生素與傳染病抵抗力之關係，前已言之。其實疾病抵抗力與健康有直接關係，則與營養有間接關係，自不待言。韋（Webster）普（Prichett）二氏在羅氏醫學研究所（Rockefeller Institute for Medical Research）對於營養與抵抗力之關係，曾作一研究。該社養小鼠（Mice）一室，以供試驗之用，已十餘年。此小鼠之膳食，以麵包牛乳爲主，佐以燕麥、蕎麥、與餅乾。自吾人常識觀之，堪稱適宜矣。據馬（McCollum）氏之研究，某種膳食，以之飼鼠，堪稱完善。其成分如下：

整麥麵	六七・五
乳酪蛋白質	一五・〇
乾牛乳粉	一〇・〇
牛乳油	五・〇
食鹽	一・〇
炭酸鈣	一・五

韋普二氏取小鼠若干頭，分為甲乙二族，甲族飼以馬氏之「完善膳食，」乙族則仍用舊膳。再傳之後，從二族中各取體重十六至十八公分者若干頭，用胃管各灌以同量之某種微生菌。四十日內乙族死者十之八，甲族死者則僅十之一。韋普二氏復用菌毒（Botulinus toxin）及氯化汞（Mercury bichloride）作同一之試驗，其結果亦相同。斯二族之小鼠，具同一之遺傳，處同一之環境，其抵抗力强弱之差，由於膳食之不同，無疑矣。

吾國人之膳食，據第五章所述，幾爲完全素膳，故北平協和醫學院生物化學系，近年以來，頗致力於素膳之研究。曾依照營養學理，配合素膳百餘種，以之飼鼠，其目的在求一完善之素膳。但此百餘種素膳之中，無一可以比適宜之雜膳。素膳中之最優者，白鼠食之，能生長生殖，且毫無病狀可徵。十年之內，已蕃衍至二十餘代。則此膳堪稱適宜矣。然其生長及生殖之成績，則殊不能令人滿意。協和醫學院生物化學系鼠室所常用之膳食有二種，皆爲雜膳，今將此二種雜膳及最優素膳之成分，列入第二十四表。食此數種膳食白鼠之生長及生殖之成績，則列入第二十五表，以資比較。

觀此二表，則知同爲雜食之鼠，而食第二種者，比食第一種者勝過多多。可見膳食卽已適宜，尚有優劣之分。若以素食鼠與第二種雜食之鼠，度長比大，則更不可同日而語矣（第廿一圖）。

素食鼠之遜於雜食鼠，已於體重、身長、及幼鼠死亡率見之。關於壽命之長

第二十四表　協和醫學院生物化學系所用三種鼠膳之成分（以百分計）

	素膳	第一雜膳	第二雜膳
小麥（整）	35	66.6	46
小米	30		20
豌豆	15		
黃豆	15		10
牛乳粉		33.3	
乾牛肉			10
魚肝油			5
酵母			5
香油	5		
食鹽	每百加一	每百加一	
混合無機鹽			4
小白菜或油菜	盡量	每星期兩次	每星期兩次

第二十五表　三種白鼠生長及生殖成績之比較

	素膳	第一雜膳	第二雜膳
初生時體重（公分）	4.9	5.10	5.32
四週時體重	33	60	99
長成後最大體重（雄鼠）	320	395	445
幼鼠死亡率（以百分計）	66	44.8	37.3

第二十一圖　葷食鼠與素食鼠之比較

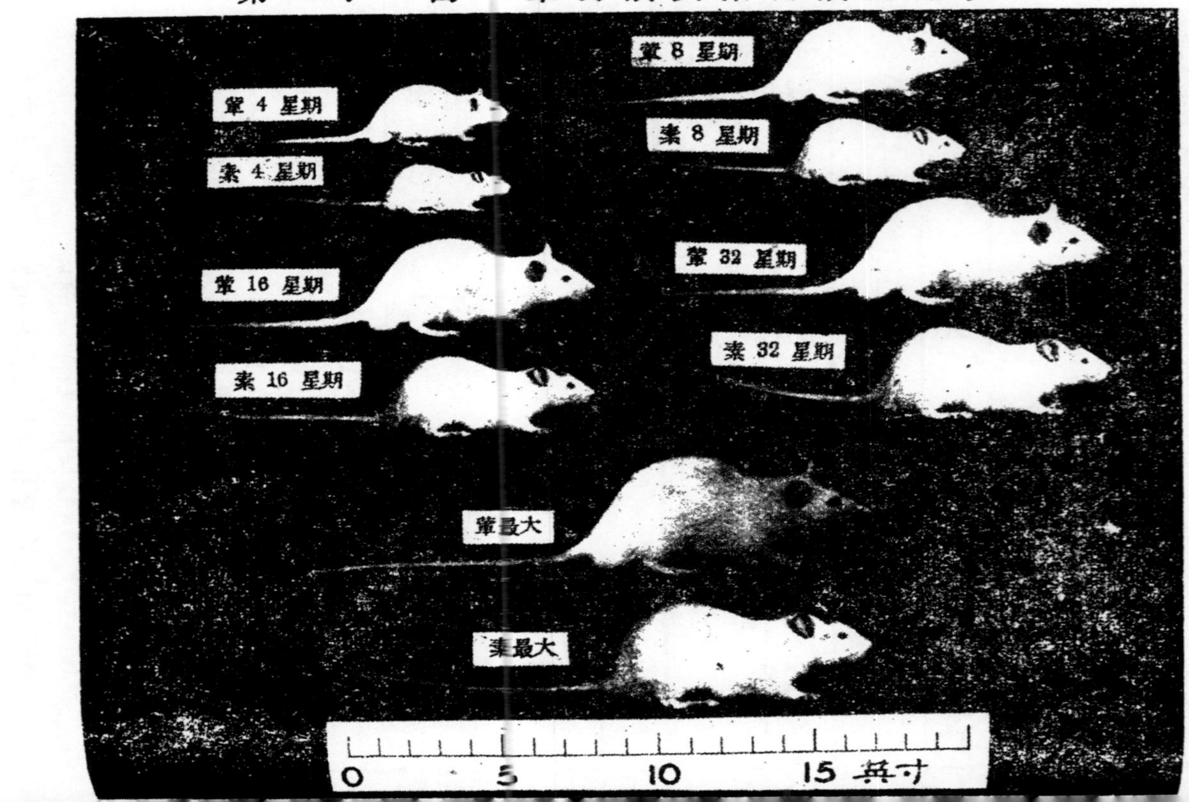

短，因試驗結果無多，不能定斷。但據已有之結果，素食鼠亦不及雜食鼠，若腦力之强弱，則據中央研究院心理研究所唐擘黃博士等之研究，素食鼠之記憶力與毅力，似遜於雜食者。

作者所試驗之素食鼠與雜食鼠同出一宗，原無遺傳之不同。但遺傳學者則或以無意中選擇爲慮。故爲愼重起見，作者曾取素食鼠若干頭，改用第二種雜食，其生長之速度立見增加，而其所生之幼鼠，比素食者亦勝過多多。再傳之後，與原來雜食者比較，無所區別。可見素食鼠與雜食鼠生長及生殖成績之不同，由於膳食之優劣無疑矣。

各種營養素之來源，直接間接皆爲植物。完全素膳，似可以應吾人之一切營養需要。但其實不然。蓋以動物類食物與植物類食物，有以下之區別：

一、動物類食物比植物類食物易於消化。

二、動物類之蛋白質比植物類之蛋白質爲優。

三、肝臟中各種維生素之含量，爲任何植物所不及。

四、動物之乳及蛋富於各種維生素；乳且爲最優之鈣質來源。

因有此區別，完美之雜膳，易於配合，完美之素膳則尚未之聞也。草食動物，有粗大之臼齒，複雜之胃，長大之腸，故能從多量之草，提出小量之營養素。肉食之動物，因消化器官之機構不同，必須用比較豐厚之食物。雜食之動物，雖能動植物並用，而單用植物，則不能得完美之營養。據以上所述試驗可見矣。

英人曼（Mann）氏，曾以幼齡童子作一大規模之營養試驗。倫敦附近有某學校，其中有生徒數百。該校屋宇寬大，空氣日光俱足，一切衞生設備，堪稱周全。其膳食以麵包爲主，佐以牛肉、牛乳、及菜蔬。按熱量計，則蛋白質佔百分之十三，脂肪佔百分之十八，醣佔百分之六十八。蛋白質之性質，則屬動物者四之一，屬植物者四之三。曼氏選童子之無病者若干人，年齡自六歲至十一歲，體重自四十五磅至六十磅，分爲甲乙丙丁戊己庚七隊，每隊中童子之年齡及體重，與他隊皆各各相同，甲隊童子只用校中常膳。其他六隊則於常膳之外，另給食物。此試驗歷時數年之久，其結果如第二十六表。

第二十六表 英人曼氏關於兒童膳食之試驗

隊名	所用之膳食	熱量(卡)	每人每年體重之增加(磅)	每人每年身長之增加(英寸)
甲	常膳	1916	3.95	1.84
乙	加牛乳一磅	2304	6.98	2.63
丙	加糖三兩	2264	4.93	1.94
丁	加牛乳油一兩七錢五	2303	6.30	2.22
戊	加植物油一兩七錢五	2295	5.20	1.84
己	加乾酪蛋白質七錢五	1990	4.01	1.76
庚	加水牛菜七錢五	1920	5.42	1.70

觀此可見卽己堪稱適宜之膳食，尚可多方改良也。單加蛋白質（己）無甚

效驗。單加熱量(丙戊)或維生素(庚,)雖皆有益,然熱量與維生素同時並加(丁,)則更佳,而加牛乳(乙)之結果,則尤著。據曼氏云,童子之用特別膳食者,不特生長比用常膳者較速,卽精力亦較佳。何以知之?前者比後者活潑好動,而犯規之事,亦因之多見焉。

美國約翰霍普金(Johns Hopkins)大學教授馬(McCollum)氏,在保德穆阿(Baltimore)城,曾作一試驗,與曼氏之試驗相似。該處有一慈善社,其中有黑人二百餘人,年齡在十二歲以下,馬氏擇其強壯者若干人,分爲甲乙二隊。甲隊中每人於乙隊中各有年齡相同體格相同者爲對。甲隊每日於常膳之外,加給牛乳兩磅。乙隊則只用常膳。十五個月以後,較其體重之增加,則甲隊遠勝於乙隊矣。

英人尼(Nicholls)氏,曾研究錫蘭島兒童之體格,與其家庭經濟之關係。據其結果,兒童體格之高低,與其家庭之經濟地位並行,而與種族無關。若經濟狀況，與膳食優劣有直接關係，則膳食與體格之關係無疑矣。李維鑠君等曾研究上海工人之膳食（見第五章第十六至第十九表）與健康，此工人大半爲未成年之男子。其體重與身長比之同年齡之上海學生，相差甚鉅。是亦營養與體育關係之一例也。

非洲英屬肯耶（Kenya）地方有二部落，一曰馬賽（Massi），一曰埃愷苦宇（Akikuyu）。前者膳食之大部爲牛乳、肉及血，富於蛋白質及鈣質。後者爲穀、根及果，富於醣而缺乏之鈣質。前者之成年男子比之後者身長多五英寸，體重多二十三磅，膂力大百分之五十。而骨骼不正、齒齲、貧血、肺病、胃潰瘍等病，則後者比前者多。膳食與健康之關係，此亦一例也。

據以上所述各處營養專家之觀察，及白鼠之試驗，營養與健康之關係，彰彰明矣。中西人膳食之不同，已如第五章所述。今試問中西人之健康，有何區別。各種營養素缺乏之時，所生之病，在吾國頗爲常見，前已言之。若營養稍缺乏而不甚缺乏之時，健康不良之狀態，則更比比皆是。據心理學家沙（Sandiford）克（Kerr）二氏智力測驗之結果，中國人之智力，殊不弱於西人。但據沈有乾君之品性測驗，則中國人之精神不健全，情緒不平穩，殆爲不可掩飾之事實。然精神乃不易測量之事，姑不具論。請先舉其顯而易見之死亡率與體格言之。

吾國素乏統計，故全國人民之死亡率，無人知之。據許世瑾君之估計，每千人約爲三十，實佔世界第一位（第二十七表）。卽據北平第一衞生區之調查，區內人民之死亡率，每千人約爲二十五人，比之英國（一一·四）亦兩倍有奇。該衞生區之居民，若以經濟狀況與知識論，在北平均居上等，其死亡率已如是之高。若統貧富智愚一概而論，則恐尙不只此。英國人死亡之主要原因，爲呼吸器官病（非癆病）、心臟病、與年老身衰，斯皆不易預防之病。中國人死亡之主要原因爲癆病及腸胃病（非傳染的）。西諺有云：癆病者，貧人之病也。蓋貧人之營養不良，抵抗力薄弱，故易染癆病。中國人之多死於癆病，卽營養不良之明證。中國人之膳食，幾乎完全素食。因植物之消化率低，故中國人欲得與西人同量之營養素，則其食物之容積，須比西人之食物之容積大。而吾人腸胃伸張之度，乃過於西人焉。中國腸胃病之多，與膳食之容積或有關係。

第二十七表　世界各國人口死亡率之比較

國別	1911	1921	1931
*中華民國	——	——	30.0
日本	20.3	22.7	19.0
西班牙	23.3	21·2	17.3
法蘭西	19.4	17.7	16.3
意大利	21.4	17.4	14.8
英格蘭及威爾斯	14.6	12.1	12.3
德國	17.3	13.9	11.2
美國	14.2	11.6	11.1
挪威	13.2	11.5	10.9
南非洲聯邦	10.4	10.4	9.5
澳大利亞	10.7	9.9	8.7
印度	32.0	30.5	24.9

*中華民國之數字係估計而得

以上所述，吾國人民之死亡率，乃就全體民衆而言，若按各年齡分別計算，則與各國相較，相差更鉅（第二十八表）五歲以下兒童死亡率，超過各國二・九至七・五倍不等。五歲至九歲，十歲至十四歲二組，亦高出各國二倍以上。若各年齡組之死亡人數，按照全體死亡人數，以百分計（第二十九表）則中國五大城區未滿一歲之嬰兒死亡人數，佔全體死亡人數百分之十九。一歲至四歲之死亡人數，佔全體百分之一八・七。小兒死亡率如是之高，固由於急性傳染病之流行，而營養之不良，實其一因。

六十歲以上之死亡人數，在吾國五大城區佔全體死亡人數百分之一七・三，在美國（白種人）佔百分之四九・七，是美國死亡之人每二人中必有一人過六十歲者，在吾國則六人之中方有一人。據一九三〇年統計，美國男嬰初生時壽命預計（Expectation of Life）爲五九・三一歲，女嬰爲六二・六三歲，我國初生嬰兒之壽命預計，據一般專家估計，僅爲三十歲。中美兩國人民

第二十八表　各國人口年齡組特別死亡率之比較

(根據一九二八年統計)

國別＼年齡組	0—4	5—9	10—14	15—19	20—24	25—34	35—44	45—54	54—64	65—74	75—84	85—89	90及以上
*南京市	78.4	6.1	3.9	4.7	5.8	6.1	7.5	12.8	33.9				
德國	23.9	1.9	1.3	2.4	3.6	3.8	5.0	9.3	20.9	52.3	127.0	253.8	318.6
**北美合衆國	17.0	2.1	1.7	3.0	4.0	4.6	7.2	12.5	25.4	58.9	399.0		
法國	27.4	2.9	1.8	3.8	5.4	5.8	7.0	11.3	22.0	50.1	153.7		
英格蘭及威爾士	19.7	2.3	1.6	2.5	3.1	3.5	5.2	9.6	20.0	50.4	115.6	270.9	
蘇格蘭	27.5	2.6	1.7	3.0		4.0	6.1	10.4	21.8	55.2	130.1	289.0	
挪威	12.6	1.6	1.4	2.9	4.7	5.2	5.4	8.1	15.6	37.2	94.8	201.2	337.2
新西蘭	10.4	1.8	1.2	1.7	2.8	3.1	4.6	8.3	16.3	40.8	105.3	213.3	338.1

*係民國二十四年份統計　**係一九二七年統計

第二十九表　中國五大城區及美國各年齡組死亡人數百分之比較

國別／年份／年齡組	中國五大城區*	美國(白種人)
	23年份 (1934年)	1930年
未滿1歲	19.0	9.1
1—4	18.9	2.8
5—14	5.9	2.6
15—19	3.3	1.7
20—39	17.2	11.0
40—59	18.4	23.5
60及以上	17.3	49.7
總計	100.0	100.0

*中國五大城區數字係就南京，北平，上海，廣州，及威海衛五處之死亡報告平均計算而得。

壽夭之不同，於此可見矣。

華人體格，比西人矮小，從第三十表可見。不特華人之身長體重，不及西人，即體重與身長之各種商數，亦不及西人。據祝慎之大夫之研究，西人嬰兒之體

第三十表　中西人民體格之比較

	身長	體重	每單位身長之體重	結構*	呼吸量	胸圍
男	公分	公斤	公分		公分	公分
英國牛津大學學生	176.5	68.5	389.2	22.1	4,315	……
美國斯丹福大學學生	175.9	68.4	390.8	22.3	4,646	……
美國哈佛大學學生	173.6	64.5	372.8	21.5	4,651	……
蘇格蘭人	172.5	65.7	382.2	22.2	……	88.6
英國人	170.1	65.8	382.3	22.2	……	88.2
德國人	172.0	67.2	390.8	22.7	……	89.5
法國人	168.6	64.5	383.0	22.8	……	88.5
中國人（北方）	167.1	59.3	354.8	21.3	3,180	81.4
中國人（南方）	163.1	50.6	310.4	19.0	2,518	81.4
女						
美國威禮斯禮大學學生	160.5	54.2	337.6	21.2	2,460	73.2
尼卜拉斯加大學學生	160.0	51.4	321.2	20.1	2,680	76.6
歐卜林大學學生	159.8	51.0	319.1	20.2	2,310	75.9
中國各大學學生	157.0	47.7	303.8	19.3	2,240	75.8

*結構 $= \frac{體重}{身長^2} \times 1000$

第三十一表 中西初生嬰兒體重與身長之比較

	體重公分(Gram) 男	體重公分(Gram) 女	身長公分(Centimeter) 男	身長公分(Centimeter) 女
中國人(北平)	3[illegible]17	2980	49.9	48.8
西洋人*(北平)	3560	3385		
美國人(紐約)	3403	3260	52.5	52.2
英國人(倫敦)	3312	3210	49.6	49.6
英國人(澳洲)	3[illegible]1	3450		

*英國人及美國人

重與身長，比華人之嬰兒為高，而在北平產生之西人嬰兒則且比澳洲英國人之嬰兒為低，比倫敦紐約之英美嬰兒為高(第三十一表)。蓋倫敦紐約之數目，乃社會各級人民之平均，而北平西人之生活，則皆較為充裕。澳洲生活狀況比英美爲優，故嬰兒之體重最高。按初生嬰兒之體重，與孕婦之營養有直接關係，則中西膳食之優劣，於此可見其一端矣。

人之體格以生長時期爲關鍵。在此時期內苟有充分之運動，與適當之營養，而且無疾病爲之妨礙，則體育之發達，必臻完善。苟在此時期中因營養不良，或因運動缺乏，或因疾病纏綿，則體育之發達必不良。蓋成年以後骨骼漸漸硬化，至二十五歲左右，則骨骼之長短大小，均已固定，縱有極好之環境，亦不能補已失之機會。營養素與體格最有關係者爲鈣質。中西人體格之不同，與膳食中鈣質之多寡，實有重大關係。

難者曰：吾嘗遊齊東之野，見其人粗食而能耐勞，體格偉大，容貌魁梧，苟非皮黃而眼黑，則將無以別於希臘之塑像矣，是豈亦吾國人營養不良之徵耶？且人種之有不同，無以異於其他生物也。同科之生物，大小長短，往往不同，而各康健，各盡其天賦之能則一。中西人體格之不同，亦種族之不同已耳，於營養何關哉？應之曰：體格偉大之人與矮小之人，在任何社會皆有之。惟在營養不良之社會，則小者多而大者少耳。吾國人口號四百兆，其偉大如客所言者，何其寥寥也。即有數萬之衆，比之四百兆，亦僅什一之於千百耳，烏足以代表吾國人民之體育哉？若夫種族遺傳之事，則渺而難言矣。華人之異於西人，有屬於性質者，有屬於數量者。眼睛皮髮之色，鼻梁顴骨之形，此屬於性質者。取任一西人與任一華人比，皆不相同，其由於遺傳之不同，無疑也。若身長、體重、胸廣、肩寬、以至於舉重之力，疾馳之度，則屬於數量者。西人之平均比華人高，然取個人而論，則華人亦有勝於西人者，斯則未必其由於遺傳也。凡人之體格，即處極適宜之環境，亦不能過一丈。此遺傳也。但在此遺傳之限度內，則發展至何程度，視乎環境之優劣。檀香山之華人，其祖先來自廣州。今日檀香山之華人，比廣州人高，何者？廣州生計艱難，而檀香山則家給人足也。十九世紀之末，日人移居於美國加利福尼省者甚夥，此日人在美所生之子女，其體格比之同輩親族之生於日本者，偉大甚遠。何者？日本雖强，不若美國之富足也。即日本人之在日本者，近年以來，其體格亦有進境。據其陸軍步兵統計，高者年見其增，矮者年見其少。據「學校衞生」之報告，各年齡學生之身長、體重與胸圍之量數，亦年見其增。此雖未必全係營養改良所致，而其爲維新以來，人民生活程度增高，環境改良之結果，則無疑。人種學家耳（Hrdlička）氏云：美國人之體格，近年來有增進之勢，其故無他，亦環境改良食物充裕是已。夫以同種之人，因環境之變遷，而體格遂亦以異。華人與西人之體格，相差非鉅，安得謂其非由於環境而必由於遺傳之不同乎？中西人遺傳之有不同，無庸置辯。然其不同之點，體格未必居其一也。

人種學家比（Bean）氏，曾研究全世界人類之體格與天時地利之關係，而歸納之如下：

非洲中部之尼古利羅人（Negrillos），南美洲中部之哀麻拉人（Aymaras），居莽叢之中，食物缺乏，炎暑難堪，其體格爲人類中之最小者也。其次則北冰洋一帶之哀斯基摩人、拉拍人（Lapps）與西伯利亞之土人，處冰天雪地之境，食物亦缺。但歐洲之沿海各地，亞洲之西部，非洲之東部，南北美之平原，氣候溫和，食物豐足，其人生活活潑，體格最高。

觀此，則食物之豐歉，與人類之進化，顯有莫大之關係。姑無論中西人體格之不同，未必由於遺傳。卽曰由於遺傳矣，人類本出一源，當其由同而之異，則環境使之然，而營養又爲其重要因子矣。

作者曾取同胎之白鼠數頭，分爲兩籠。其一籠飼以類似中國人之膳食，其他則飼以類似美國人之膳食。二籠之鼠，各能生長生殖，毫無病狀可徵。但前者各年齡之體重，遠遜於後者。後者所生之小鼠，四星期時體重四十至六十公分，前者則僅二十五至四十公分。中美膳食之不同，斯亦可見其一斑矣。（第廿二圖）

近年以來，物質文明進步之速，發達之盛，爲亘古所未有。在先進之國，人類

第二十二圖

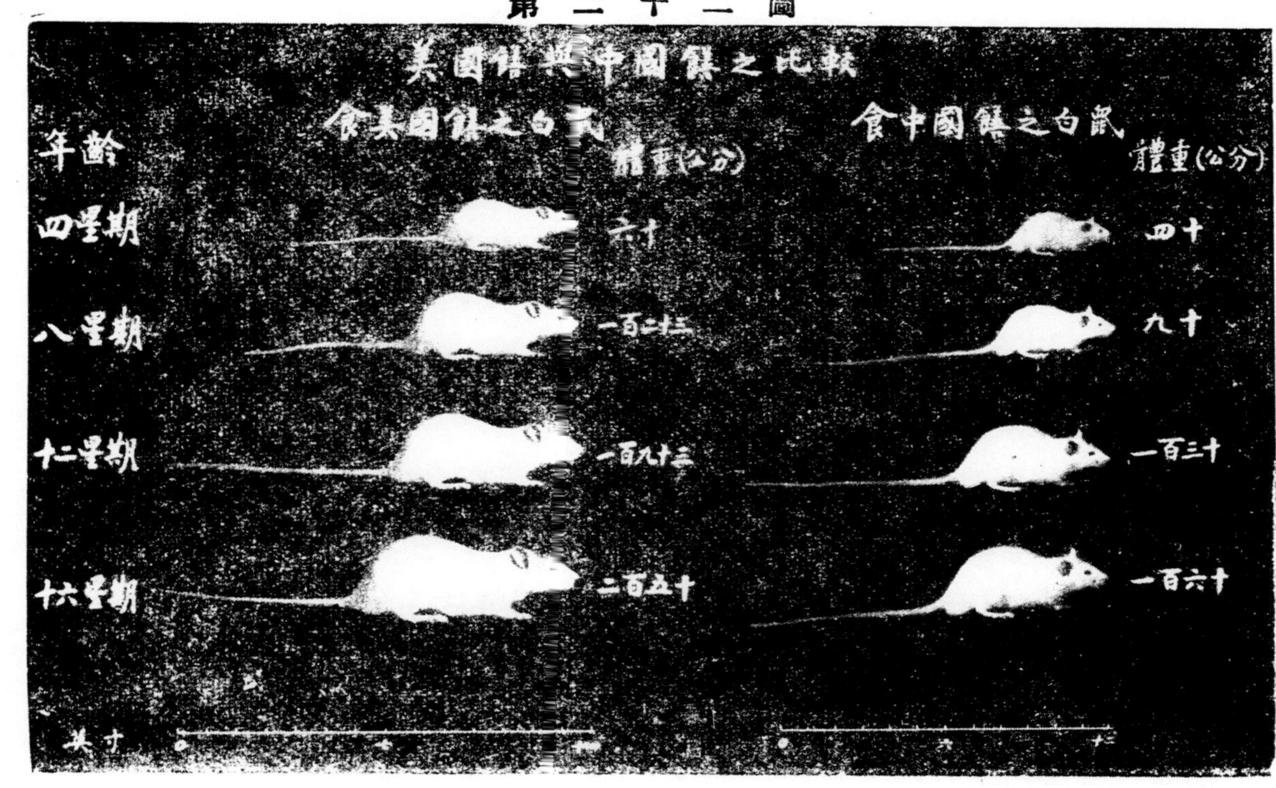
美國膳與中國膳之比較
食美國膳之白鼠
食中國膳之白鼠
年齡
體重(公分)
體重(公分)
四星期
六十
四十
八星期
一百二十三
九十
十二星期
一百九十三
一百三十
十六星期
二百五十
一百六十
英寸

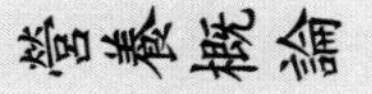

之環境，日漸改良，疾病減少，死亡率降低，壽命預計亦增高，此固非全由營養改良所致，而營養之爲其一因，則可斷言。夫欲藉營養之方，求體大如巨無霸，壽長如彭祖，雖愚者亦知其不可能。若數寸之身長，數斤之體重，數年之壽命，則或增或減，營養之力，足以左右之而有餘。斯則吾人所應注意者也。

第七章　膳食之計算與計畫

膳食之計算　食物有全部可食者，例如米粉白糖豬油是。但市上所售之食物，多僅有一部可食，而其餘則爲廢物。魚之鱗，肉之骨，花生之殼，香蕉之皮皆是也。故食物之成分，可按其可食之部分，或按其全部計算之。設有香蕉一隻，重一百二十公分，其皮重四十公分，則可食部僅八十公分。以百分計，則廢物佔三三・三，可食部佔六六・七。此可食部，經化學分析，而知其成分如下：

水	七五・三
蛋白質	一・三
脂肪	○・六
醣	二二・○

灰	○・八
共一百	

若按香蕉全部計算，則因其可食部僅佔百分之六六・七，上列各營養素之成分，俱應以○・六六七乘之。其結果如下：

水	五○・二
蛋白質	○・九
脂肪	○・四
醣	一四・七
灰	○・五

共六六・七合廢物三三・三為一百

香蕉皮亦含有蛋白質與醣等物，未始無營養價值。但吾人既棄而不食之，則其成分不必過問，僅以廢物括之足矣。

食物之熱量　醣、蛋白質、及脂肪之熱量，每公分為四、四、及九卡，已詳第二章。灰無發熱之能。粗纖維不可消化，雖可以火焚之，在人體內，則無發熱之能。是以食物之熱量，可按其醣、蛋白質、及脂肪三營養素之成分計之。例如香蕉一隻重一百二十公分，則照上列之成分，其中有

蛋白質	一・一公分	熱量	四・四卡
醣	一七・六公分	熱量	七〇・四卡
脂肪	〇・五公分	熱量	四・五卡
		統共	七九・三卡

酒精之熱量，每公分為七卡。酒之熱量，可依上例計之。

中國食物之成分，見附錄各表。表中列食物全部（簡稱市品）與可食部（簡稱食部）之成分，及每一百公分（克Gram）與每斤之熱量，便於實用也。每斤作五百公分計算。

關於膳食之種種計算，簡易之數學，卽已敷用。茲舉數例，以概其餘。

問一　某人每日需三千卡熱量，若單食黃豆須若干？

算法　據食物成分表，黃豆每一百公分，含有熱量四一五卡，或每斤含有熱量二〇七五卡，以四・一五除三千，或以二〇七五除之，卽得某人每日須食之黃豆重量。

答　七二三公分或一・四五斤。

問二　某人每日食米（中等）一斤，南豆腐四兩，豬肉（後腿）二兩，大白菜一斤，問共得蛋白質脂肪及醣各若干？

算法　由食物成分表，查得中等米之成分，以百分計，爲蛋白質八・五，脂肪〇・三，醣七九・一。以五乘之，卽得一斤米所含各種營養素之量。南豆腐之成分，爲蛋白質四・七，脂肪一・三，醣二・五。以一・二五乘之，（每兩作三一・二五公分計算）卽得四兩南豆腐所含各種營養素之量。豬肉白菜所含之營養素，依樣計算。然後將各種營養素分別相加，卽得某人一日內所得之蛋白質、脂肪及醣之量。

答　蛋白質六四・七公分。　脂肪二四・五公分。　醣四一一・一公分。

問三　某工廠共有工人二百三十八。每月共食米（中等）六千斤，小米二千五百斤，北豆腐二千斤，乾黃醬八百斤，牛肉（後腿）三百斤，大白菜五千斤。問每人每日平均得蛋白質及熱量各若干？

算法　先由食物成分表，查得各食物每一百公分所含之蛋白質及熱量。以五乘之，卽得每斤所含之蛋白質及熱量。次用各種食物之重量相乘，卽得各種食物所含之蛋白質及熱量。再將此數種食物所含之蛋白質及熱量分別相加，卽得某工廠全體工人每月所得蛋白質及熱量之總量，以三十除之，得數卽係全體工人每日共得之蛋白質及熱量。

答　蛋白質七九・七公分。　熱量二一四二五卡。

兒童或婦人之膳食與成年男子之膳食合算時，則前者須折作後者計算。但成年者之熱量需要比兒童高，而兒童之蛋白質及無機鹽需要則反比成年者高。故欲作精確之統計，則各種營養素須分別計算（第三十二表）。若爲簡單起見，則只按熱量需要計算亦可。第五章所述之膳食調查，皆用簡單法計算。

問四　某戶有中年男子一人，女子一人，女孩一人年十三歲，男孩一人年九歲，某日食白麵四斤，豬肉一斤（前腿食部），白蘿蔔二斤，紅薯三斤，稀白醬油半斤，問每個「成年男子」得蛋白質及熱量各若干？

算法　若用簡單算法，按第三十二表將女子一人（中量工作），女孩男孩各一人，只用熱量係數折作成年男子計算，則某戶共有成年男子三·三人。依照第三問算法，算出各種食物內所含之蛋白質及熱量，再將所得結果分別相加，所得之數，以三·三除之，得數即係每「成年男子」所得之蛋白質及熱量。

第三十二表　各年齡男女營養需要之係數*

年齡	工作情形	熱量		蛋白質與無機鹽	
		男	女	男	女
60以上	中量工作	0.9	0.7	0.9	0.7
	常坐	0.8	0.6	0.8	0.6
18-60	重量工作	1.2	0.9	1.1	0.9
	中量工作	1.0	0.8	1.0	0.8
	常坐	0.8	0.7	1.0	0.8
15-17	中量工作	1.1	0.9	1.5	1.0
10-14	仝	0.8	—	1.3	—
13-14	仝	—	0.9	—	1.3
10-12	仝	—	0.8	—	1.2
6-9	仝	0.6	0.6	1.0	1.0
6以下	仝	0.4	0.4	0.8	0.8

*根據美人何氏(Hawley)之研究,以成年男子(中量工作)爲單位。

答 蛋白質一百零一公分，熱量三〇七九卡。

若欲作精確之計算，則按第三十二表蛋白質係數，某戶共有成年男子四人，每成年男子僅得八十公分之蛋白質。

•一 食物之經濟 食物之功用，不止一端。然則欲估食物之價值，當以何者爲標準乎？若以熱量爲準，則豬油之價可六十倍於菠菜。若以甲種維生素爲準，則菠菜之價值甚高，而豬油則幾無價值矣。以蛋白質爲標準，則黃豆之價，可四十倍於蜜桔。若以丙種維生素爲準，則適相反矣。雖然，同類之食物，其營養價值，往往相似，而市價則有相差甚鉅者。例如猪肉之營養價值，不及牛肉，而市價則比牛肉高。猪油之營養價值，與花生油同，而猪油之價，幾兩倍於花生油。各種菜蔬之市價，適其時則賤，非其時則貴。然其營養之性質，則未聞非其時而反優也。白糖不勝於黃糖，白米白麵不若粗米粗麵之養人，而白者則常貴。吾人購食物時，苟於此稍留意，則食物之費用，可以節省者固不鮮也。

膳食之計畫　膳食之計畫，應以日爲單位。若能將每星期之膳食，通盤籌畫，俾每日之膳食不同，而皆適合需要，則更佳。蓋人之營養，雖視乎膳食中之食物，而胃口之良否，亦關重要。若食量因食物之單調而減少，則雖有最優之食物，未必能應營養之需要。若夫烹調之法，則不特食物之風味所關，而消化之遲速亦繫焉。大抵蒸煮燜燉者最易消化，燴炒者次之，燒烤者又次之，煎炸者最難消化。斯則亦計畫膳食者所應注意者也。

成年人之膳食與兒童不同，病人之膳食與正常人不同。茲分別述之。

成年人之食單　依照以上所述營養學理及卷末所列之食物成分表，按各人之營養需要與經濟狀況，編製成年人之食單，事實易易。茲爲便於實施起見，按吾國平民之經濟狀況，草擬食單數種如左，以備採用。若富裕之家，能多用乳類食物者，則以國聯專家所擬之食單爲標準，自爲上乘。茲一併開列以供參考。

第三十三表 成年人之食單(體重60公斤)

	一等			二等			三等		
	數量(公分)	蛋白質(公分)	熱量(卡)	數量(公分)	蛋白質(公分)	熱量(卡)	數量(公分)	蛋白質(公分)	熱量(卡)
(甲)保護食品:									
綠葉青菜	500	5	75	500	5	75	500	5	75
魚肉或雞鴨	120	22	240	60	11	120			
雞蛋	(2)80	10	120	(2)80	10	120			
豆腐	60	4	38	240	16	152			
白薯,芋頭或山藥	250	3	178	250	3	178			
鮮果	隨意						300	3	213
(乙)熱力食品:									
雜合麵(黃豆20% 玉米80%)							500	76	1830
麵 小米 米	500	43	1765	500	43	1765	75	6	265
油,糖,鹽菜等							隨意		
總量		87	2416		88	2410		90	2383

第三十四表　乳母及孕婦之食單(體重50公斤)(作者擬)

	一等			二等			三等		
	數量(公分)	蛋白質(公分)	熱量(卡)	數量(公分)	蛋白質(公分)	熱量(卡)	數量(公分)	蛋白質(公分)	熱量(卡)
(甲)保護食品:									
綠葉青菜	500	5	75	500	5	75	500	5	75
魚肉或雞鴨	150	27	300	120	22	240	–	–	–
雞蛋	120	15	180	80	10	120	80	10	120
豆腐	120	8	76	240	16	152	–	–	–
白薯,芋頭或山藥	200	2	142	300	3	213	400	4	284
鮮果	隨意	–	100	–	–	–	–	–	–
(乙)熱力食品:									
雜合麵(黃豆20% 玉米80%)							500	76	1830
麵 小米 米	500	43	1765	500	43	1765	100	8	353
油,糖,鹽菜等	隨意			隨意			隨意		
總量		100	2638		99	2565		103	2662

第三十五表　乳母及孕婦之食單(國聯專家提議)*

	數量	蛋白質	鈣	燐	鐵	碘	維生素 甲	維生素 一號乙	維生素 二號乙	維生素 丙	維生素 丁	熱量
	公分				公絲		國際單位⊕					(卡)
(甲)保護食品:												
牛乳	1000	32	1.2	0.9	2.4	.02–.05	1000–3000	富50–75	富	乏	乏	660
魚肉或鷄鴨	120	22	–	0.3	2.5	–	乏	乏	富	乏	無	240
鷄蛋(一個)	50	6	–	0.1	1.5	–	1000–1300	15	富	無	25–40	70
乾酪	30	8	0.3	0.2	0.4	–	800–1000	乏	足	乏	乏	125
綠葉菜	100	1	0.1	–	1.2	–	1000–1500	富	足	乏	無	30
馬鈴薯	250	6	–	0.2	2.0	–	乏	富	足	足	無	250
豆類(乾)	10	2	–	–	0.2	–	乏	富	足	無	無	35
魚肝油	3.5	–	–	–	–	富	1800–3500	無	無	無	富300	30
鮮果	隨意									250–500		
		77	1.6	1.7	10.2	足用	5000以上	150以上	足	500以上	約300	1440
(乙)熱力食品:												
穀類	250											1000
脂肪,糖	隨意											

⊕甲國際單位等於 0.0006 公絲二號蘿蔔素
一號乙 0.0018 公絲免炎素
二號乙 --
丙 0.0500 公絲抗瘟酸
丁 0.025 公微丙定鈣醇

*正常成年男女食單可仿此但牛乳可以減少穀類可以加多

食單中之食物分爲「保護食物」(Protective foods)與「熱力食物」(Energy-yielding foods)兩欄。前者爲富於維生素、無機鹽、或上等蛋白質之食物，其數量不可減少。後者則可視個人之熱量需要，而酌爲增減。

兒童之食單　母乳乃嬰兒之天然食物。母親能授乳者，應自己授乳。至少限度，嬰兒初生之三個月內，當由母親授乳。蓋母乳不特含嬰兒所需之各種營養素，卽母親體內抵抗傳染病之抗體(Antibody)亦可從母乳輸入嬰兒體中。但若母乳不足或因有病不能授乳，則只可以他物代替母乳，用人工哺乳法餵哺。最普通之代乳品卽牛乳與羊乳。倘此二者皆不可得，則豆漿亦可以用。然其營養價值去乳類遠矣。

●牛乳與羊乳之成分，與人乳稍有不同。人乳之醣成分比牛乳羊乳高，而蛋白質成分則較低。故以牛乳或羊乳哺嬰兒，須將其成分更改，使與人乳相似。每一百公分牛乳，須加八·四公分之糖(乳糖、蔗糖、麥芽糖皆可用)，以增其醣之成分。再加一百公分之水，以減其蛋白質之成分。然此一百公分之水，亦可單獨餵哺。

豆漿之醣及鈣質成分皆甚低，故須加糖與乳酸鈣（Calcium lactate）而後可用以代乳。每公升（Liter）豆漿（製法見食物成分表附註）須加糖六十公分，細米粉或麥粉二十公分，乳酸鈣三公分。此外須另加食鹽一公分。茲數種補助品，應於豆漿未蒸之前加入。

六月以內之嬰兒，若用母乳，不必加給醣之食物。六月以上之嬰兒，則應漸加含澱粉之食物，如白米稀飯麥糊等。脂肪不必另加。但富於甲丁兩種維生素之魚肝油，自當別論。乳類富於鈣而缺鐵。嬰兒初生時因肝內有鐵之儲蓄，無須加富於鐵質之食物。但數月之後，儲蓄用罄，若不加食富於鐵質之食物，則有貧血之虞。故嬰兒六月後，須漸漸加食蛋黃肉湯菠菜泥等。乳之甲乙兩種維生素頗爲豐富，但丙丁兩種維生素，則嫌不足。嬰兒滿月後，即須飼魚肝油，以供丁種維生素，二個月後，須飼橘汁、白菜湯或西紅柿汁等，以供丙種維生素。

哺豆漿之嬰兒，應與哺乳之嬰兒得同樣之輔助品。但豆漿之蛋白質不良，蛋黃之蛋白質則甚佳，故二三月之後，最好加飼蛋黃。

十月以內之嬰兒，每四小時應授乳一次。若授母乳，則每次須十五至二十分鐘，不可太短，亦不可太長。母乳之首部份蛋白質多而脂肪少，後則蛋白質漸少而脂肪漸多。每次哺乳若有十五至二十分鐘之久，則嬰兒可得一成分均匀之乳矣。一月之嬰兒，每日約須九百公分之母乳，即每次須哺一百五十公分之乳。若於嬰兒哺乳之前，秤其體重，哺乳之後，復秤之，則其所得之乳量，可以得知，而授乳之時間，可以酌量伸縮。

十月之嬰兒，可以漸漸斷乳，而以牛乳稀飯菜泥等物代之。但斷乳不可於盛夏行之，亦不可於嬰兒有腸胃病之時行之。若牛乳不可得，則母親授乳之時期，可以展至二歲。

第三十六表　兩個月以內嬰兒之食單

時間 嬰兒年齡	上午二時	六時	八時	十時	下午二時	四時	六時	十時
第1日	溫開水1-2兩	同前		同前	同前		同前	同前
2-4日	母乳15分鐘或 牛乳$\frac{1}{2}$兩加糖1公分加水1兩或 乳酸牛奶$\frac{2}{3}$兩加糖1公分加水$\frac{2}{3}$兩	同上午二時	溫開水1兩	同上午二時	同上午二時	溫開水1兩	同上午二時	同上午二時
5-10日	母乳15分鐘或 牛乳$\frac{2}{3}$兩加糖1公分加水1兩或 乳酸牛奶1兩加糖1公分加水$\frac{2}{3}$兩	同上午二時	同上	同上午二時	同上午二時	同上	同上午二時	同上午二時
11-15日	母乳15分鐘或 牛乳1兩加糖2公分加水$1\frac{1}{3}$兩或 乳酸牛奶$1\frac{1}{2}$兩加糖2公分加水1兩	同上午二時	同上	同上午二時	同上午二時	同上	同上午二時	同上午二時
16 0日	母乳15分鐘或 牛乳$1\frac{1}{3}$兩加糖3公分加水$1\frac{2}{3}$兩或 乳酸牛奶$1\frac{2}{3}$兩加糖3公分加水1兩	同上午二時	同上	同上午二時	同上午二時	同上	同上午二時	同上午二時

21-25日	母乳15分鐘或 牛乳$1\frac{2}{3}$兩加糖3公分加水$1\frac{2}{3}$兩或 乳酸牛奶2兩加糖3公分加水1兩	同上午二時	同　上	同上午二時	同上午二時	同上	同上午二時	同上午二時
26-30日	母乳15分鐘或 牛乳2兩加糖4公分加水$1\frac{2}{3}$兩或 乳酸牛奶$2\frac{1}{3}$兩加糖4公分加水1兩	同上午二時	同　上	同上午二時	同上午二時	同上	同上午二時	同上午二時
31-45日	母乳15分鐘或 牛乳$2\frac{1}{3}$兩加糖4公分加水$1\frac{2}{3}$兩或 乳酸牛奶$2\frac{2}{3}$兩加糖4公分加水$\frac{1}{2}$兩	同上午二時	同　上 加橘汁1茶匙	同上午二時	同上午二時	溫開水$1\frac{1}{2}$-2兩	同上午二時	同上午二時
46-60日	母乳15分鐘或 牛乳$2\frac{2}{3}$兩加糖4公分加水$1\frac{2}{3}$兩或 乳酸牛奶3兩加糖4公分加水$\frac{1}{2}$兩	同上午二時 加魚肝油$\frac{1}{2}$茶匙	橘汁2茶匙 溫開水$1\frac{1}{2}$-2兩	同上午二時	同上午二時	同上	同上午二時	同上午二時

附註：乳酸牛奶比普通牛奶易於消化，故乳酸牛奶可以少加水，而嬰兒可以多得養料。製法：取一晝夜所需之鮮牛乳，或已經稀釋之奶粉，置諸套鍋內蒸二十分鐘，加糖再蒸五分鐘，然後將套鍋外層之水倒去，換裝冷水，數分鐘後，再換，如是者三四次，使奶變涼，每公升奶可加乳酸一茶匙（即四公分），或每八兩奶，可加乳酸一公分。所需之乳酸應先用茶匙或量管量出，置諸小杯，加四五倍之涼開水以稀釋之，攪勻後徐徐加入牛奶。加酸之時牛奶需用羹匙攪動，以免局部牛奶與太多乳酸接觸，凝結成塊。乳酸奶製成之後，可分裝數瓶，貯之冰箱待用。

一湯匙＝四茶匙＝十五公分

一茶匙＝四公分弱

一兩　＝二湯匙＝三十公分

第三十七表 三個月至二歲嬰兒之食單

時間 / 嬰兒年齡	上午 六時	上午 八時	上午 十時	下午 二時	下午 四時	下午 六時	下午 十時
第3月	母乳15分鐘或 牛乳$3\frac{2}{3}$兩加糖5公分加水2兩或 乳酸牛奶4兩加糖5公分 魚肝油1—2茶匙	橘汁3-[illegible]茶匙或 白菜湯[illegible]-3湯匙 溫開水[illegible]兩	乳同上午六時	乳同上午六時	溫開水2兩	乳同上午六時	乳同上午六時
第4月	母乳15分鐘或 牛乳4兩加糖6公分加水2兩或 乳酸牛奶$4\frac{1}{2}$兩加糖6公分 魚肝油2茶匙	橘汁6-8茶匙或 白菜湯3-4湯匙 溫開水2兩	乳同上午六時	乳同上午六時	溫開水2兩 白菜湯2-3湯匙	乳同上午六時	乳同上午六時
第5月	母乳15分鐘或 牛乳$4\frac{1}{2}$兩加糖6公分加水2兩 或乳酸牛奶5兩加糖6公分 魚肝油2—3茶匙	橘汁2湯匙或 白菜湯5 6湯匙 溫開水2兩	乳同上午六時	乳同上午六時 菠菜泥1-2茶匙	溫開水2兩 白菜湯3-4湯匙	乳同上午[illegible]時	乳同上午六時
第6月	母乳15分鐘或 牛乳5兩加糖6公分加水2兩或 乳酸牛奶$5\frac{1}{2}$兩加糖6公分 魚肝油2—3茶匙	橘汁2-3湯匙或 白菜湯6-7湯匙 溫開水2兩	乳同上午六時	乳同上午六時 菠菜泥3-5茶匙	溫開水2兩 白菜湯5-6湯匙	乳同上午六時	乳同上午六時
第7月	母乳15分鐘或 牛乳$5\frac{1}{2}$兩加糖5公分加水$1\frac{1}{2}$兩 或乳酸牛奶6兩加糖5公分 魚肝油2—3茶匙	橘汁2-3湯匙或 白菜湯7—8湯匙 溫開水2兩	乳同上午六時 粥泥1-2湯匙	乳同上午六時 菠菜泥2湯匙	白菜湯8湯匙	乳同上午六時	乳同上午六時
第8月	母乳15分鐘或 牛乳7兩加糖5公分加水1兩或 乳酸牛奶$7\frac{1}{2}$兩加糖5公分 魚肝油2—3茶匙	橘汁2-3湯匙或 白菜湯8湯匙 溫開水2兩	乳同上午六時 粥泥3-6湯匙	乳同上午六時 菠菜泥3湯匙	白菜湯8湯匙	乳同上午六時 熟蛋黃少半個	

第 9 月	母乳15分鐘或 牛乳7½兩加糖4公分或 乳酸牛奶8兩加糖4公分 魚肝油3茶匙	橘汁2-3湯匙或 白菜湯8湯匙 溫開水2兩	乳同上午六時 粥泥6-8湯匙	乳同上午六時 菠菜泥3-4湯匙	白菜湯8-10湯匙	乳同上午六時 熟蛋黃1個	
10-11月	母乳15分鐘或 牛乳8兩加糖3公分或 乳酸牛奶8½兩加糖3公分 魚肝油3茶匙	{橘汁2-3湯匙 {溫開水2-[illegible]兩或 白菜湯8-[illegible]0湯匙	乳同上午六時 粥泥 10-12湯匙	乳同上午六時 菠菜泥4-5湯匙	白菜湯8-[illegible]0湯匙	乳同上午六時 熟蛋黃1個 粥泥4-6湯匙	
12-14月	牛乳8½兩 魚肝油3茶匙 烤饅頭乾2片	{橘汁2-3湯匙 {溫開水3-[illegible]兩或 白菜湯8-[illegible]0湯匙或 水菓泥2湯匙	乳同上午六時 粥泥 10-16湯匙	乳同上午六時 菠菜泥5-6湯匙	白菜湯8-10湯匙	乳同上午六時 熟鷄蛋1個 粥泥4-6湯匙	
15-18月	牛乳8½兩 魚肝油1湯匙 烤饅頭乾2片	{橘汁5-3湯匙 {溫開水4-5兩或 白菜湯3-10湯匙或 水菓泥[illegible]湯匙	乳同上午六時 粥一小碗熟鷄蛋一個	乳同上午六時 菠菜泥6-8湯匙 掛麪1小碗 烤饅頭乾2片	白菜湯10-12湯匙	乳同上午六時 鷄蛋1個 粥1小碗	
19-24月	牛乳8½兩 魚肝油1湯匙 烤饅頭乾2片	橘汁2-3湯匙或 水菓泥4-6湯匙 溫開水4-[illegible]兩	乳同上午六時 粥一小碗鷄蛋一個	乳同上午六時 菠菜泥6-8湯匙 掛麪1小碗 烤饅頭乾2片 鷄肝泥[illegible]湯匙	白菜湯12-14湯匙	乳同上午六時 鷄蛋1個 軟飯1小碗 烤饅頭乾2片 蔬菜牛肉湯1小碗	

附註一　白菜湯製法：白菜洗淨後，切碎，盛滿一飯碗。倒入鍋內。加水一飯碗。煮十五分鐘，煮熟後，在鍋內浸一小時。將湯倒入一碗。所餘之渣，用湯匙榨取其汁。所得之汁與湯同貯冰箱內，備用。

附註二　烤饅頭乾製法：將饅頭切成薄片，置烤箱內。用慢火烤到發脆。如無烤箱，可以饅頭放在烤麵包之鐵絲夾子，用小火烤乾。

第三十八表 兒童之食單(作者擬)

等級	食品	附註	二歲至三歲 數量(公分)	二歲至三歲 蛋白質(公分)	二歲至三歲 熱量(卡)	三歲至五歲 數量(公分)	三歲至五歲 蛋白質(公分)	三歲至五歲 熱量(卡)	五歲至七歲 數量(公分)	五歲至七歲 蛋白質(公分)	五歲至七歲 熱量(卡)	七歲至十二歲 數量(公分)	七歲至十二歲 蛋白質(公分)	七歲至十二歲 熱量(卡)	十二歲至十四歲 數量(公分)	十二歲至十四歲 蛋白質(公分)	十二歲至十四歲 熱量(卡)
三等	(甲)保護食品:	每日另加魚肝油一湯匙否則須有直接陽光晒照															
	綠葉青菜		150	1	23	250	2	38	300	2	45	400	3	60	500	5	75
	鷄蛋		80	10	120	80	10	120	80	10	120	80	10	120	120	15	180
	豆腐		30	2	19	60	4	38	120	8	76	120	8	76	120	8	76
	豆漿		500	20	180	500	20	180	500	20	180	500	20	180	500	20	180
	(乙)熱力食品:																
	雜合麪		200	30	732	250	38	915	300	45	1098	照熱量需要			照熱量需要		
	油																
	總量			63	1074		74	1291		85	1519						
二等	(甲 保護食品:																
	綠葉青菜		150	1	23	250	2	38	300	2	45	400	3	60	500	5	75
	魚肉或臟腑		—	—	—	30	5	60	60	10	120	90	15	180	120	20	240
	鷄蛋		80	10	120	80	10	120	80	10	120	80	10	120	120	15	180
	豆腐		120	8	76	120	8	76	240	16	152	240	16	152	240	16	152
	豆漿		500	20	180	500	20	180	500	20	180	500	20	180	500	20	180

	米麪類		175	16	618	200	18	706	250	22	882	照熱量需要			照熱量需要		
	油																
	總量			55	1017		63	1180		80	1499						
一等	甲)保護食品：																
	牛乳		500	16	330	500	16	330	500	16	330	500	16	330	500	16	330
	綠葉青菜		150	1	23	250	2	38	300	2	45	400	3	60	500	5	60
	魚肉或臟腑		—	—	—	30	5	60	60	10	120	90	15	180	120	20	240
	鷄蛋		80	10	120	80	10	120	80	10	120	80	10	120	120	15	180
	豆腐		120	8	76	180	12	114	240	16	152	240	16	152	240	16	152
	豆漿		—	—	—	—	—	—	—	—	—	—	—	—		—	—
	鮮菓	隨意															
	(乙)熱力食品：																
	米麪類		150	14	530	150	14	530	200	18	706	照熱量需要			照熱量需要		
	油																
	總量			49	1079		59	1192		72	1473						

第三十九表 兒童之食單(國聯專家提議)

	一歲至二歲			二歲至三歲			三歲至五歲			五歲至七歲			七歲至十二歲*			十二歲至十四歲		
	數量(公分)	蛋白質(公分)	熱量(卡)	數量(公分)	蛋白質(公分)	熱量(卡)	數量(公分)	蛋白質(公分)	熱量(卡)	數量(公分)	蛋白質(公分)	熱量(卡)	數量(公分)	蛋白質(公分)	熱量(卡)	數量(公分)	蛋白質(公分)	熱量(卡)
(甲)保護食品:																		
牛乳	750	24	490	1000	32	660	1000	32	660	1000	32	660	1000	32	660	1000	32	660
綠葉青菜	30-60	—	15	30-60	—	15	60-100	2	20	100	3	30	150	5	45	250	7	75
魚肉肝或乾酪										30	6	40	60	12	80	90	18	120
雞蛋(一個)	48	6	70	48	6	70	48	6	70	48	6	70	48	6	70	48	6	70
馬鈴薯或蘿蔔	30	—	30	50	1	50	100	2	100	150	3	150	250	5	250	300	6	300
魚肝油	3	—	30	3	—	30	3	—	30	3	—	30	3	—	30	3	—	30
鮮菓													—	—	—			
總量		30	635		39	8[illegible]5		42	880		50	980		60	11.5		69	1255
(乙)熱力食品:																		
穀類(作麪包計算)	50	7	150	50	7	150	75	11	225	100	14	300	照熱量需要			照熱量需要		
脂肪(最好用黃油)	7	—	50	10	—	75	15	—	11[illegible]	20	—	150						
總量		37	835		46	[illegible]		[illegible]	1215		64	1430						

* 此段乃作者所補

二歲至六歲之嬰兒每日須有一千公分(或兩磅)之牛乳。穀類煑爛者皆可食。青菜水果鷄蛋皆不可缺。魚肉類煑爛者,亦可以酌用。經濟不充裕之家庭,可多用豆腐。此外每日應加魚肝油一湯匙。六歲以上之兒童,魚肉類可以多用。其他成年人所用之食物,亦可漸漸試用。但硬果甜點心糖果油炸食物等,皆以少食爲妥。刺激物如咖啡、茶、酒等皆不可用。

茲將國聯衛生科營養專家委員會及作者所擬之兒童食單列上,以供參考。富裕之家應以前者爲標準。若平民之家,則以後者爲例,亦不失之遠也。

宴會食單 吾國通常膳食,以穀類爲主,動物類食品成分甚少而筵席則以動物類食品爲主,蔬菜太少,殊不合衛生。茲草擬宴會食單如左,以供參考。

魚類一碗 例如清蒸鯽魚 糖醋鯉魚

穀類一碗 例如蛤蜊湯 冬筍炒蝦仁

鷄鴨類一碗 例如醬炮鷄丁 清蒸鴨

臟腑類一碗　例如軟炸肫肝　雙脆湯

蛋類一碗　例如口蘑鷄子湯　鴿子蛋

豆類一碗　例如鮮豌豆湯　蝦子豆腐

菜類二碗　例如火腿白菜湯　炒油菜或甘藍菜

根莖類二碗　例如干貝炒蘿蔔　山藥泥　芋泥　紅糖燒白薯

共十碗，入座即用米飯或饅頭。飯後鮮果隨意。

病人之食單　病人之食單應以其正常食單爲標準，而視其病之性質，加以修改。病人膳食，與正常人膳食比，有三點不同。以形態言，病人之食物，須易於下嚥，而且易於消化。有腸胃病者，尤忌堅硬之食物。但某種便秘病，則以多渣滓之膳食爲宜。以數量言，臥在床上之病人，無何工作，其熱量需要，應比正常人爲少。但發熱之病人，因熱力代謝隨體溫而增加，故其膳食之熱量，亦須增加，以免損及自身之體質。甲狀腺機能過敏之人，因基本代謝增加，亦須有高熱量之膳食瘦削者之膳食，自當豐富而過於肥胖者，則須節食。以成分言，患某種營養素缺乏之病者，該營養素之成分，自當加增。但患腎臟炎病者，須少用蛋白質及鹽，因蛋白質代謝之廢物及鹽，須由腎排泄。患肝病者須少用脂肪，因脂肪之消化，須有膽汁之協助，而膽汁乃肝之製造品也。正常膳食中各種營養素之成分，應視病之性質而酌爲增減者，列第四十表。

患糖尿病者，因其氧化葡萄糖之能力頓減，其氧化脂肪之能力亦受限制。故欲避免酸中毒之症，則其膳食中醣脂肪及蛋白質之數量，皆須詳細審定。每一分子之葡萄糖，能使二分子之脂肪酸與之同時氧化，前已言之。若病人利用葡萄糖之能力（或葡萄糖耐量）(Glucose tolerance) 已經測定，則其膳食中脂肪酸數量之限度，可以計算。

脂肪分子中之甘油，可以變爲葡萄糖。蛋白質分子之一部，亦可以變爲葡萄糖。其餘則可以變爲脂肪酸。前已言之。故膳食中脂肪酸與葡萄糖之比率，應

第四十表　各種病人膳食成分之特點

營養素／病症	熱量	蛋白質	脂肪	醣	鹽	刺激物*	粗纖維	水
發熱(例如熱腸)	高	富	高	高		忌	低	多
鵝喉	高	富	高	高				
癆病	高	富	高	高				
胃酸太多		富	高		低	忌		
胃酸太少		低	低				低	多
胃腸瘍			高			忌	低	
便秘(無緊張力)			高	高			高	多
便秘(痙攣性)				低		忌	低	
肝病		低	低	高		忌		多
膽囊病		低	低	高		忌		
腎炎(不帶浮腫)		少	高	高	低		多	
腎炎(帶浮腫)	高	少	高	高	低			少
腎病(Nephrosis)		高	低		低			
心臟病	低	低		高	低	忌	低	少
肥胖	低		低					
羊癇瘋			高					
痛風		忌臟腑類				忌		

*胡椒芥末之類

從膳食中蛋白質脂肪及葡萄糖三種營養素之成分計算，其方程式如下：

$$脂糖比率=\frac{2.4蛋白質+3.43脂肪}{3.2蛋白質+0.57脂肪+5.56葡萄糖}$$

方程式中之蛋白質脂肪及葡萄糖，乃此三種營養素在膳食中之數量（以公分爲單位），通常膳食中醣之大部爲澱粉，其數量應以一・一乘之，改作葡萄糖計算。方程式中之子數，爲膳食中脂肪酸之總量，母數爲葡萄糖之總量（皆以分子量之千分之一爲單位）。

患糖尿病者，其膳食中葡萄糖總量，若與其葡萄糖耐量相等，則尿中無糖。若前者過於後者，則剩餘之糖，由腎入尿。故從膳食中葡萄糖總量減去尿中之葡萄糖，所得之數，卽爲葡萄糖耐量。若膳食中之葡萄糖總量，適與耐量相等，而脂糖比率之價値，在三之上，則生酸中毒之症。爲穩健計，脂糖比率之價値不可超過一・五。

補遺

此書於廿七年增訂峻事。兩年來維生素學識之進步，一日千里，稿中所述，有已須再行增訂之處。茲乘校對清樣之便，增補遺數節，以代修改，而省重行排印之繁。

廿九年四月十六日著者識

甲種維生素　甲種維生素與三氯化銻 Antimony trichloride 化合成一藍色物質。此藍色物質之吸收光譜，已經詳細研究。近年李 Lederer 紀 Gillam 二氏發現淡水魚肝中之甲種維生素與三氯化銻化合所成之藍色物質，其吸收光譜與已往所認識者不同。由此可知淡水魚肝中之甲種維生素，與海水魚肝中之甲種維生素不同。後者謂之一號甲種維生素，前者謂之二號甲種維生素。此新發明之二號甲種維生素，亦胡蘿蔔素之衍生物，但其化學構造，尙未完全確定。

六號乙種維生素　此維生素亦名抗皮炎素　Adermin，已經鑑定爲吡啶Pyridine之衍生物，且已經人工組合矣。

戊種維生素　此維生素亦名產妊醇　Tocopherol　乃啫門　Chromane之衍生物，亦已經人工組合。產妊醇有三種，其構造稍有不同，其生理功效亦有差別。

子種維生素或抗出血病維生素　Antihemorrhagic vitamin　正常人之血，若流出血管二三分鐘之後，卽可凝結，蓋以血中有凝血酶元　Prothrombin。血流出後此酶元變爲凝血酶　Thrombin，使血凝結。血中凝血酶元之多寡，視乎肝臟與腸膜之正常與否，但亦與食物中子種維生素之多寡有關。若食物中缺乏此維生素，則血中之凝血酶元不足，而血流出血管之後，須長時間方能凝結，有流血過多之虞，於割症至爲重要。此維生素於一九三五年爲丹麥人鄧氏Dam　等所發現，苜蓿捲心菜胡蘿蔔西紅柿黃豆蛋黃菜油及動物之肝皆含有之，腐敗魚肉亦含有之。

子種維生素有兩種：一爲取自苜蓿者，名一號子種維生素。一爲取自腐敗魚肉者，名二號子種維生素。二者皆已經鑑定爲蔡醌 Naphthoquinone 之衍生物，且已經人工組合矣。

附錄

食物成分表

本附錄中之動物類與植物類食物成分兩表，大半以協和醫學院生物化學系分析所得之結果爲根據。但美國農部公報第二十八號（Bulletin No. 28, U. S. Department of Agriculture）與國內其他研究機關如上海雷氏德醫學研究院，齊魯大學，燕京大學，湘雅大學等研究之結果，亦在採取之列。因物類繁多，表中不分別標示來源。諸祈原諒。調製食品之成分與鈣燐鐵三質之含量兩表，亦均以協和之分析爲根據。酒之成分大半源於許植芳（科學第十五卷第三期）。醋之成分，源於王祖昌（化學第二卷第三期）。各種維生素之含量，則大半取材於斐（Fixen）羅（Roscoe）二氏所編輯之維生素含量表（營養提要與評論 Nutrition Abstracts and Reviews 第七卷第四期）。統此聲明。

附錄 目錄

第一表 植物類食物之成分(以百分計)

中文名	英文名	科學名	廢物	水	蛋白質	脂肪	無機鹽	粗纖維	醣	熱量 每百公分(卡)	熱量 每斤(卡)
穀類	**CEREALS**										
稻米(整)	Rice, whole	**Oryza sativa, L.**		14.4	9.9	0.9	1.5	0.8	72.5	338	1690
,, 上等	,, high grade			10.1	9.6	0.2	0.3	0.2	79.6	359	1795
,, 中等	,, middle grade			11.0	8.5	0.3	0.6	0.5	79.1	353	1765
,, 下等	,, low grade			11.9	7.3	0.4	1.0	0.7	78.7	348	1740
米粉	Rice flour			12.4	7.3	0.3	1.2	0.3	78.5	346	1730
米糠	Rice polishing			11.2	15.8	4.3	14.8	6.5	47.4	292	1460
香粳	Rice (Keng)			13.3	7.7	0.2	0.7	0.3	77.8	344	1720
秈米	Rice, 1st grade upland	Oryza montana, L.		13.8	7.1	0.3	0.8	0.7	77.4	341	1705
紅米	Rice, red, polished	Oryza praecox, Lour.		15.8	7.5	2.9	1.2	0.8	71.7	343	1715
糯米	Rice, glutinous	Oryza glutinosa, Lour.		12.4	6.5	0.2	1.1	0.4	79.4	345	1725
血糯米(紅麴)	Rice, fermented			4.0	24.7	1.7	2.2	11.2	56.2	339	1695
薏米	Job's tears	Coix lachryma, L.		12.7	13.7	5.4	0.1	3.2	64.9	363	1815
小米(粟)	Millet, spiked	Setaria italica, Beauv.		10.5	9.7	1.7	1.4	0.1	76.6	361	1805
黃米(黍)	Millet, panicled, glutinous	Panicum miliaceum, L.		10.6	9.7	0.9	1.0	0.9	76.9	355	1775
糜子米	Millet, panicled non-glutinous			15.8	10.5	0.9	1.2	0.9	70.7	333	1665
䅟子	Finger millet	Panicum frumentaceum, Roxb.		8.5	5.8	5.8	3.6	2.0	74.3	373	1865
高粱(稷)	Millet, Barbadces (broomcorn)	Sorghum vulgare, Pers.									
,, ,黃	,, , yellow			5.6	9.7	4.1	1.1	1.5	78.0	388	1940
,, ,紅	,, , red			9.0	9.5	4.7	2.5	1.8	72.5	370	1850

高粱，白	**Millet, white**				13.7	11.9	5.0	3.0	1.6	64.8	352	1760
,, 米	,, , white, polished				8.3	13.5	3.7	3.1	0.9	70.5	369	1845
玉蜀黍，黃	Corn, yellow	Zea Mays, L.			9.0	8.6	4.4	1.8	1.3	74.9	374	1870
,, ，白	,, , white				14.5	7.7	2.1	1.2	2.0	72.5	340	1700
,, ，鮮	Corn from the cob				54.6	3.6	2.2	1.0	1.1	37.5	184	920
珍珠筍	參閱蔬菜類											
玉米麪	Corn flour				11.6	9.0	4.3	1.3	1.5	72.5	365	1825
玉米渣	Crude corn meal				12.7	9.2	0.7	0.5	0.8	76.1	348	1740
雜合麪*	Mixed flour				18.3	20.1	0.8	5.3	2.3	53.2	300	1500
大麥	Barley	Hordeum vulgare, L.			11.9	10.5	2.2	2.6	6.5	66.3	327	1635
小麥（整）	Wheat (whole)	Triticum vulgare, Vill.			10.5	12.4	1.4	2.5	2.4	70.8	345	1725
麥麩	Wheat bran				10.5	13.9	4.2	5.3	10.5	55.6	316	1580
白麪	Wheat flour, white				12.8	10.8	1.1	0.5	0.2	74.6	352	1760
黑麪	,, ,, , black				13.4	12.0	0.8	1.5	1.9	70.4	337	1685
麪條	Noodle, wheat flour				33.2	8.1	0.6	1.4	0.4	56.3	263	1315
掛麪	Vermicelli, wheat flour				13.6	11.2	1.3	4.1	0.5	69.3	334	1670
通心粉	Macaroni				10.3	13.4	0.9	1.3		74.1	358	1790
麪觔	Wheat gluten				74.8	22.4	0.2	0.7	0.6	1.3	97	485
蕎麥	Buckwheat	Fagopyrum esculentum, Moench	市品	16.9	9.5	9.3	2.0	1.7	1.0	59.6	294	1470
			食部		11.4	11.2	2.4	2.1	1.2	71.7	353	1765
雀麥	Oat	Avena sativa, L.			9.7	15.6	3.2	1.7	3.1	66.7	358	1790
豆　類	**LEGUMES AND PRODUCTS**											
山黃豆	Wild soy bean	Glycine ussuriensis, Reg. et Maack.			7.0	42.6	8.3	5.0	9.8	27.3	354	1770
毛豆	Fresh soy bean	Glycine Soja, S. et Z.		47.4	34.0	8.5	3.2	1.0	1.3	4.6	81	405
					64.7	16.0	6.1	2.0	2.5	8.7	154	770
黃豆	Soy bean, yellow				8.8	39.2	17.4	5.0	4.2	25.4	415	2075
豆麪	Soy bean flour				6.5	39.7	19.3	4.5	3.1	26.9	440	2200

*約含百分之八十玉米麪及百分之二十黃豆麪

中文名	英文名	科學名		廢物	水	蛋白質	脂肪	無機鹽	粗纖維	醣	熱量 每百公分(卡)	熱量 每斤(卡)
雜合麪	參閱穀類											
醬油黃豆	Soy bean, pickled				26.0	24.2	11.6	4.3	6.0	27.9	313	1565
黃豆芽	Yellow soy bean sprout				81.9	9.1	1.6	1.1	0.8	5.5	73	365
豆漿*	Soy bean milk				91.8	4.4	1.8	0.49	.0	1.5	40	200
南豆腐	Bean curd				90.3	4.7	1.3	1.1	0.1	2.5	41	205
北豆腐					86.2	7.5	1.0	0.7	0.1	4.5	57	285
大塊油豆腐	Bean curd, fried, large				50.7	23.6	19.2	5.0	0	1.6	274	1370
小塊油豆腐	Bean curd, fried, small				8.0	39.6	37.7	2.9	0.1	11.7	545	2725
豆腐腦	Bean curd, soft				94.4	3.3	1.2	0.6	0	0.5	26	130
豆腐乾	Bean curd, dried				53.5	20.9	9.5	8.9	0.4	6.8	196	980
香乾	Bean curd, spiced				59.4	20.9	6.4	4.1	0.2	9.0	177	885
油乾	Bean curd, smoked				66.8	17.0	7.7	4.4	0.3	3.8	153	765
腐乳	Bean curd, pickled				53.7	17.6	8.8	15.3	0	4.6	168	840
醬豆腐	Bean curd, pickled				56.7	14.4	5.6	17.5	0.6	5.2	129	645
臭豆腐	Bean curd, fermented				61.0	13.1	10.2	11.3	0.6	3.8	159	795
豆腐絲	Bean curd, in strips				57.0	22.6	8.3	4.4	0.6	7.1	194	970
千張豆腐	Bean curd, in sheets				64.6	20.3	7.4	3.4	0.1	4.2	165	825
腐竹	Bean curd skin				6.8	53.0	25.8	2.6	0.4	11.4	490	2450
豆腐皮	Bean curd skin				5.7	51.0	21.2	4.5	0	17.6	465	2325
油皮	Oil skin				9.2	39.7	18.6	4.2	0.2	28.1	439	2195
豆腐渣	Soy bean dregs				87.3	2.6	0.3	0.7	1.8	7.3	42	210
烏豆	Black soy bean, large				8.0	51.3	16.6	4.3	3.6	16.2	419	2095
黑豆	Black soy bean, small				7.8	49.8	12.1	4.6	6.8	18.9	384	1920
青豆	Green soy bean				6.4	37.3	18.3	5.0	3.4	29.6	432	2160
鹽青豆	Green soy bean, salted				18.3	34.3	16.7	7.6	3.9	19.3	365	1825

*製法： 用黃豆半斤(250 公分)加水四斤(2 公升)浸八小時或過夜後用石磨磨之，過濾後蒸二十分鐘所得豆漿約一公升半市上之品往往比此為稀

青豆芽	Green soy bean sprout				77.0	11.5	3.5	1.3	0.7	6.0	102	510
青豆嘴	Green soy bean, soaked				65.1	13.9	6.8	1.9	1.3	11.0	161	805
紅小豆	Red gram bean	Phaseolus Mungo, L. var.			12.2	20.7	0.5	3.3	4.9	58.4	321	1605
黑小豆	Mottled gram bean				12.8	19.4	0.5	3.5	4.1	59.7	321	1605
黃芸豆	Long yellow kidney bean	Phaseolus vulgaris L.			12.3	18.6	2.6	3.3	3.2	60.0	338	1690
芸扁豆												
架扁豆	參閱蔬菜類											
豌豆	Pea, dried	Pisum sativum L.			9.5	24.6	1.0	2.9	4.5	57.5	337	1685
,, ,鮮	,, , fresh		市品	68.9	25.9	1.7	0.1	0.2	0.3	2.9	19	95
			食部		83.3	5.6	0.2	0.7	1.0	9.2	61	305
豆苗	參閱蔬菜類											
綠豆	Green gram, mung bean	Phaseolus aureus, Roxb.			11.9	22.1	0.8	3.3	3.1	58.8	331	1655
雜麵條*	Noodle, mixed flour				28.3	20.2	1.6	3.8	1.3	44.8	274	1370
團粉	Mung bean starch, (in cakes)				43.2	0	0	0.2	0	56.6	226	1130
粉條(乾粉)	Mung bean starch, (in strips)				0.1	3.1	0.2	0.3	0.3	96.0	398	1990
粉皮	Mung bean starch, (in sheets)				10.4	0.6	0.2	1.2	0.1	87.5	354	1770
豆汁	Mung bean milk				95.5	2.1	0.4	0.3	0.1	1.6	18	90
麻豆腐	Mung bean curd				86.2	9.0	0.4	0.5	0.6	3.3	53	265
綠豆芽												
掐菜	參閱蔬菜類											
蠶豆(鮮)	Horse bean, fresh (broad bean)	Vicia faba, L.		68.9	26.5	1.5	0.1	0.2	0.6	2.2	16	80
					85.2	4.8	0.2	0.8	2.1	6.9	49	245
,, (乾)	Horse bean, dried				13.0	18.2	0.8	2.7	6.7	58.6	314	1570
芽豆	Horse bean, sprout				65.9	11.8	0.7	1.2	0.8	19.6	132	660
芸豚蠶豆	Garden bean				9.7	23.4	0.7	3.8	7.6	54.8	319	1595
白扁豆	Flat bean, white	Dolichos Lablab, L.			9.9	22.7	1.8	3.2	5.9	56.5	333	1665
白扁豆莢(鮮)												
白架扁豆莢(鮮)	參閱蔬菜類											
眉豆(黑扁豆)	Flat bean, black				7.9	23.0	0.4	3.9	9.9	54.9	315	1575

*綠豆麵居多

中文名	英文名	科學名		廢物	水	蛋白質	脂肪	無機鹽	粗纖維	醣	熱量 每百公分(卡)	熱量 每斤(卡)
青架扁豆莢(鮮)	參閱蔬菜類											
白豇豆	Cowpea, white	Vigna sinensis			10.3	21.3	2.2	3.4	4.3	58.5	339	1695
黑豇豆	,, , black				9.2	22.6	2.1	3.5	4.2	58.4	343	1715
豇豆(鮮,連莢)												
白豇豆莢												
青細豇豆莢	參閱蔬菜類											
十八豇豆												
槐子	Locust seed	Robinia pseudoacacia	市品	71.9	3.5	4.8	1.1	1.1	2.9	14.7	88	440
			食部		12.5	17.0	4.0	3.9	10.3	52.3	313	1565
芝蔴子	Sesame seed	Sesamum indicum, L.			2.5	21.9	61.7	3.4	6.2	4.3	660	3300
棉子	Cotton seed	Gossypium herbaceum, L.			7.3	14.0	19.9	3.5	23.3	32.0	363	1815
棉子麪	Cotton seed flour				6.1	25.5	31.7	5.6	5.5	25.6	490	2450
根莖類及其他	**ROOTS, TUBERS, ETC.**											
紅薯	Sweet Potato	Ipomoea Batatas, Lam.			81.6	1.3	0.1	0.5	0.3	16.2	71	355
,, (廣東)	Sweet Potato (Canton)		市品	3	74.9	0.6	0.5	0.6	0.2	20.2	88	440
			食部		77.2	0.6	0.5	0.6	0.2	20.8	90	450
,, ,乾片	Sweet Potato, sliced and dried				12.9	6.1	0.5	2.4	1.4	76.7	336	1680
涼薯		Pueraria tuberosa	市品	9	81.0	0.1	0.1	9.0	0.5	0.3	37	185
			食部		89.0	0.1	0.1	9.9	0.6	0.3	41	205
馬鈴薯	Potato	Solanum tuberosum, L.	市品	20.0	55.2	1.4	0.6	0.9	0.0	20.9	95	475
			食部		69.0	1.8	0.7	1.1	1.3	26.1	118	590
山藥	Yam	Dioscorea Batatas, Decne.	市品	19.2	67.2	1.2	0	0.5	0.8	11.1	49	245
			食部		83.3	1.5	0	0.6	0.9	13.7	61	305

芋頭	*Aroid (taro?)*	**Colocasia antiquorum, Schott**	市品	28.9	56.6	1.5	0.1	0.6	0.5	11.8	54	270
			食部		79.6	2.2	0.1	0.8	0.6	16.7	77	385
,, (廣東)	,, large, Cantonese		市品	30	54.1	1.5	0.6	0.7	1.1	12.1	60	300
			食部		77.3	2.2	0.8	1.0	1.5	17.3	85	425
藕	Lotus root	Nelumbium speciosum, Willd.			86.6	1.7	0.1	1.1	0.8	9.7	47	235
藕粉	Lotus root starch				10.2	0.8	0.5	0.7	0.3	87.5	358	179
慈菇	Arrow-head	Sagittaria sagittifolia, L.	市品	23.5	50.5	4.3	0.2	1.2	0.7	19.6	97	485
			食部		66.0	5.6	0.2	1.6	0.9	25.7	127	635
荸薺	Water chestnut	Eleocharis tuberosa, Schultes	市品	27.5	55.5	1.0	0	1.0	0.4	14.6	62	310
			食部		76.4	1.4	0.1	1.4	0.6	20.1	87	435
百合	Tiger-lily	Lilium japonium, Th.	市品	18.0	53.3	3.3	0.1	0.9	0.9	23.5	108	540
			食部		65.1	4.0	0.1	1.1	1.0	28.7	132	660
蘆筍	Reed shoot	Phragmitis communis, Trin.			94.1	1.4	0.2	0.7	0.8	2.8	19	95
冬筍	Bamboo shoots (winter variety)	Phyllostachys sp.	市品	70.2	26.6	1.1	0	0.3	0.2	1.6	11	55
			食部		89.2	3.7	0.1	1.1	0.7	5.2	37	185
春筍	Bamboo shoots (spring variety)		市品	69.8	27.8	0.6	0	0.2	0.2	1.4	8	40
			食部		92.0	2.1	0.1	0.7	0.7	4.4	27	135
玉蘭片	Bamboo shoots, dried				18.4	18.6	1.7	6.6	6.8	47.9	281	1405
毛筍	Bamboo shoots (hairy variety)		市品	72.0	24.7	0.7	0.1	0.2	0.3	2.0	12	60
			食部		88.1	2.6	0.2	0.6	1.0	7.2	41	205
鞭筍	Bamboo shoots, young	**Bambusa, sp.**	市品	30	62.9	1.3	0	0.6	1.3	3.9	21	105
			食部		89.9	1.8	0	0.9	1.8	5.6	30	150
油燜筍	Bamboo shoots, steeped in hot oil				86.9	2.5	2.0	4.2	0.5	3.8	43	215
罐頭竹筍	Bamboo shoots, canned				86.7	2.2	2.1	4.3	1.2	3.5	42	210
防風	Parsnip, Chinese	Peucedanum rigidum, Bge.	市品	20.0	66.4	1.3	0.4	1.1	2.0	8.8	44	220
			食部		83.0	1.6	0.5	1.4	2.5	11.0	55	275
金栄蘿蔔 (洋防風)	Parsnip, **foreign**	Peucedanum sativum, L.	市品	5	63.4	2.4	1.4	1.2	1.9	24.7	121	605
			食部		66.7	2.5	1.5	1.3	2.0	26.0	128	640
櫻桃蘿蔔		Raphanus sativus, L. forma vernalis, Sav.	市品	55.9	41.9	0.4	0	0.3	0.3	1.2	6	30
			食部		94.9	1.0	0.1	0.7	0.6	2.7	16	80
紅蘿蔔	Radish	Raphanus sativus, L.			87.1	1.2	0.1	0.8	1.1	9.7	45	225

中文名	英文名	科學名		廢物	水	蛋白質	脂肪	無機鹽	粗纖維	醣	熱量 每百公分(卡)	熱量 每斤(卡)
白蘿蔔	Turnip				92.2	0.6	0	0.8	0.8	5.6	25	125
,, 乾片	Turnip, sliced & dried				14.6	6.6	0	8.7	8.8	61.3	272	1360
鏈蘿蔔			市品	13.6	80.9	0.9	0	0.7	0.8	3.1	16	80
			食部		93.7	1.0	0	0.8	0.9	3.6	18	90
大蘿蔔			市品	12.5	80.5	1.2	0	0.8	0.9	4.1	21	105
			食部		92.0	1.4	0	0.9	1.0	4.7	24	120
胡蘿蔔，黃	Carrot, yellow	Daucus carota, L.	市品	20.0	70.6	0.9	0.3	0.8	0.9	6.5	32	160
			食部		88.2	1.1	0.4	1.0	1.1	8.2	41	205
,, ，紅	Carrot, red		市品	25	70.9	0.8	0.2	0.5	0.7	2.0	13	65
			食部		94.5	1.0	0.2	0.7	0.9	2.7	17	85
心裏美水蘿蔔		Brassica Rapa, L. var.	市品	29.6	64.2	0.7	0	0.5	0.4	4.6	21	105
			食部		91.0	1.1	0	0.8	0.6	6.5	30	150
紫水蘿蔔（白瓤）			市品	12.2	80.2	0.9	0	0.5	0.5	5.7	26	130
			食部		91.4	1.0	0	0.6	0.6	6.4	30	150
青水蘿蔔（裏外皆青色）			市品	10.2	80.9	1.1	0.1	0.6	0.6	6.5	31	155
			食部		90.1	1.2	0.1	0.7	0.7	7.2	35	175
天津蘿蔔			市品	6.8	85.3	1.4	0	0.8	0.8	4.9	25	125
			食部		91.5	1.5	0	0.9	0.9	5.2	27	135
紫蘿蔔頭（紅菜頭）	Beet	Beta vulgaris, L.	市品	46.5	46.2	1.2	0.1	0.6	0.5	4.9	25	125
			食部		86.4	2.2	0.2	1.1	0.9	9.2	47	235
黑蘿蔔（牛蒡）		Arctium Lappa, L.	市品	33.9	50.4	2.7	0.1	0.8	1.3	10.8	55	275
			食部		76.2	4.1	0.2	1.2	2.0	16.3	83	415
肥蘿蔔	(An umbelliferous plant)		市品	28.8	57.0	1.2	0.5	0.6	1.0	10.9	53	265
			食部		80.0	1.7	0.7	0.8	1.4	15.4	75	375
辣根	Horse radish	Cochlearia armoracia, L.	市品	26.6	53.9	2.4	0.2	1.4	1.6	14.2	68	34
			食部		73.1	3.2	0.2	1.9	2.3	19.3	92	460
芥藍（撇拉）	Kohlrabi	Brassica caulorapa, Pasq.	市品	36.8	59.3	1.0	0	0.6	0.7	1.6	10	50
			食部		93.9	1.6	0	0.9	1.1	2.5	16	80

蔓菁		Brassica Rapa, depressa	市品	16.2	75.9	1.2	0	0.7	0.7	5.3	26	130
			食部		90.5	1.4	0.1	0.8	0.9	6.3	32	160
大頭菜根	Mustard root	Brassica juncea, Thoms.			88.0	1.5	0.1	1.2	2.1	7.1	35	175
薑	Ginger	Zingiber officinale, Rose			89.1	1.3	0.6	1.3	0.9	6.9	38	190
薑芽	Ginger, shoots		市品	3	90.2	0.9	0.6	1.4	1.2	3.0	21	105
			食部		93.0	0.9	0.6	1.4	1.2	3.1	21	105
茭白	Canada rice	Zizania aquatica, L.	市品	53.8	43.7	0.6	0	0.2	0.4	1.3	8	40
			食部		94.5	1.2	0.1	0.5	0.9	2.8	17	85
榆皮麪	Common elm skin powder	Ulmus campestris, Sm. var.			6.9	8.8	2.7	9.9	14.2	57.5	290	1450
蔬菜類	**LEAFY VEGETABLES**											
蒲菜	Bulrush (?)	Acorus calamus (?)	市品	44.7	53.1	0.5	0.1	0.5	0.4	0.7	6	30
			食部		96.1	0.9	0.1	1.0	0.7	1.2	9	45
洋葱頭	Onion, foreign	Allium Cepa, L.	市品	5.0	85.9	1.3	0	0.6	0.9	6.5	31	155
			食部		90.4	1.4	0	0.6	0.9	6.8	33	165
大葱	Onion, large		市品	40.7	50.9	1.4	0.1	0.3	0.4	6.2	31	155
			食部		86.0	2.4	0.1	0.5	0.6	10.4	52	260
小葱	Onion, small	Allium fistulosum, L.	市品	34.3	60.5	0.9	0.2	0.5	0.6	3.0	17	85
			食部		92.0	1.4	0.3	0.8	0.9	4.6	27	135
韭菜	Leeks	Allium odorum, L.	食部		92.6	2.1	0.4	0.8	0.8	3.3	25	125
黃韭芽	Leek shoots				95.3	1.7	0.2	0.3	0.6	2.0	17	85
野青蒜	Garlic	Allium sp.	市品	38.9	49.7	4.2	0.3	0.5	0.6	5.8	43	215
			食部		81.4	6.8	0.5	0.8	1.0	9.5	70	350
青蒜	Green garlic	Allium sativum, L.	市品	51.8	44.5	1.1	0.1	0.3	0.4	1.8	12	60
			食部		92.3	2.2	0.2	0.7	0.9	3.7	25	125
蒜頭	Garlic				87.4	1.3	0.2	0.7	1.0	9.4	45	225
大蒜苗	Garlic				86.4	1.2	0.3	0.6	1.8	9.7	46	230
紅莧菜	Amaranth, red	Amaranthus blitum, L. rec.	市品	11.1	82.0	1.6	0.3	1.5	0.7	2.9	21	105
			食部		92.2	1.8	0.3	1.6	0.8	3.2	23	115

中文名	英文名	科學名		廢物	水	蛋白質	脂肪	無機鹽	粗纖維	醣	熱量 每百公分(卡)	熱量 每斤(卡)
綠莧菜	Amaranth, green	Amaranthus mangostanus, L. green	市品	16.6	77.1	1.5	0.3	1.3	0.7	2.5	19	95
			食部		92.5	1.8	0.3	1.6	0.8	3.0	22	110
芹菜	Celery	Apium graveolens, L.	市品	28.0	68.1	1.3	0.1	1.3	0.4	0.8	9	45
			食部		94.6	1.8	0.2	1.8	0.6	1.0	13	65
洋芹菜	Celery, foreign		市品	14.0	79.9	0.8	0	1.2	1.0	3.1	16	80
			食部		92.9	0.9	0	1.4	1.2	3.6	18	90
水芹菜		Oenanthe stolonifera, D.C.	市品	18.2	76.8	1.8	0.2	0.8	0.5	1.7	16	80
			食部		93.9	2.2	0.3	1.0	0.6	2.0	20	100
蒿子杆		Artemisia sp.	市品	43.4	54.2	0.5	0	0.5	0.3	1.1	6	30
			食部		95.8	0.8	0	0.9	0.6	1.9	11	55
蘆蒿					90.0	2.2	0.2	1.0	1.0	5.6	33	165
龍鬚菜	Asparagus	Asparagus schoberioides			94.0	1.8	0.2	0.7	0.8	2.5	19	95
馬蘭頭		Aster trinervius, Roxb. var.			93.2	2.0	0.2	1.1	0.9	2.6	20	100
菾菜(根刀菜)	Beet, sugar, tops	Beta vulgaris, L. var. rapa.			93.9	1.7	0.3	1.5	0.6	2.1	18	90
菾菜葉莖	Beet tops	Beta vulgaris, L.			85.4	3.0	1.0	3.7	1.6	5.4	43	215
根蓬菜(蓬根)			市品	10.6	84.4	1.0	0.2	1.3	0.6	1.9	13	65
			食部		94.4	1.1	0.2	1.4	0.7	2.2	15	75
紫菜台		Brassica campestris, L. var Akana Makino	市品	29.7	67.3	0.9	0.1	0.5	0.4	1.1	9	45
			食部		95.8	1.3	0.2	0.7	0.6	1.4	13	65
油菜(芸台)	Rape (Colza)	Brassica parachinensis, Bailey	市品	11.0	83.9	1.3	0.1	0.9	0.6	2.2	15	75
			食部		94.3	1.4	0.1	1.0	0.7	2.5	17	85
乾油菜苔	Colza, dried flowering top	Brassica juncea, H. F. var. oleifera.			16.6	27.6	3.8	7.5	15.7	28.9	260	1300
油菜節	Colza shoots				93.5	1.9	0.5	0.8	0.8	2.6	23	115
青菜	Colza, large				95.3	1.1	0.3	0.9	0.5	1.9	15	75

小青菜	**Colza, small**	**Brassica campestris, L. var. oleifera.**			**95.2**	**1.2**	**0.2**	**1.3**	**0.5**	**1.6**	**13**	**65**
薹菜		Brassica sp.	市品	12.7	83.3	1.1	0.1	0.7	0.5	1.6	12	60
			食部		95.3	1.3	0.1	0.8	0.6	1.9	14	70
大芥菜	Mustard	Brassica juncea, Coss.	市品	43.7	51.1	1.2	0	0.6	0.7	2.7	16	80
			食部		90.9	2.2	0	1.0	1.2	4.7	28	140
小芥菜			市品	15.4	76.8	1.6	0.2	1.1	0.9	4.0	24	120
			食部		90.8	1.9	0.2	1.3	1.1	4.7	28	140
乾菜(紹興)	Mustard leaves, (Shaoshing)	Brassica juncea, Thoms.			48.1	9.0	1.9	20.3	5.7	15.1	114	570
芥菜葉,乾	Mustard leaves, dried				14.5	18.2	2.3	12.2	12.8	40.1	254	1270
太古菜		Brassica narinosa, Bailey	市品	9.0	84.3	2.2	0.1	1.2	0.7	2.5	20	100
			食部		92.6	2.5	0.1	1.3	0.7	2.8	22	110
捲心菜	Cabbage, foreign	Brassica oleracea, L.			94.5	1.4	0.2	0.7	1.0	2.3	17	85
洋白菜					91.5	1.6	0.3	1.0	1.1	4.5	27	135
甘藍菜		Brassica oleracea, L. var.	市品	31.4	62.1	1.8	0.2	0.9	0.8	2.8	20	100
			食部		90.5	2.7	0.3	1.3	1.2	4.0	30	150
菜花	Cauliflower	Brassica oleracea, var. botrytis, L.			92.3	1.8	0.5	0.7	1.0	3.7	27	135
大白菜	Cabbage, large	Brassica pekinensis. Rupr.			95.4	1.1	0.1	0.5	0.4	2.5	15	75
白菜台		Brassica sp.			94.1	1.4	0.3	1.0	0.8	2.4	18	90
小白菜	Small cabbage	Brassica chinensis, L.	市品	13.4	82.3	1.2	0.1	0.9	0.5	1.6	12	60
			食部		95.1	1.4	0.1	1.0	0.5	1.9	14	70
鷄毛菜	Small cabbage sprouts				93.3	2.0	0.4	1.7	0.6	2.1	20	100
薺菜	Shepherds purse	Capsella bursa pastoris, Moench	市品	28.4	63.3	2.9	0.2	1.0	0.8	3.4	27	135
			食部		88.4	4.1	0.3	1.4	1.1	4.7	38	190
香椿	Cedar	Cedrela sinensis, Juss.			83.8	5.7	0.4	1.4	1.5	7.2	55	275
香椿頭	Cedar shoots				83.7	6.0	1.0	1.5	1.3	6.6	59	295
香菜(芫荽)	Coriander	Coriandrum sativum, L.	市品	10.5	79.0	1.8	0.3	1.3	0.9	6.2	35	175
			食部		88.3	2.0	0.3	1.5	1.0	6.9	38	190
筒蒿菜	Chrysanthemum	Chrysanthemum coronarium, L.	市品	12	82.4	1.7	0.4	0.9	0.5	2.3	20	100
			食部		93.6	1.9	0.4	1.0	0.6	2.6	22	110

中文名	英文名	科學名		廢物	水	蛋白質	脂肪	無機鹽	粗纖維	醣	熱量	
											每百公分（卡）	每斤卡）
薺兒菜	Garden rocket	Eruca sativa, L.	市品	8.4	88.0	1.0	0.1	0.8	0.5	1.2	10	50
			食部		96.0	1.1	0.1	0.9	0.5	1.4	11	55
茴香菜	Fennel	Foeniculum vulgaris, Mill.	市品	6.9	86.5	2.1	0.3	1.4	0.7	2.1	20	100
			食部		92.9	2.3	0.3	1.5	0.8	2.2	21	105
黃花菜	Yellow day lily	Hemerocollis fulva, L.	市品	1.3	85.4	2.2	0.4	0.9	1.1	8.7	47	235
			食部		86.5	2.2	0.4	0.9	1.1	8.9	48	240
,, 乾	Yellow day lily, dried				26.6	11.7	0.3	5.8	5.6	50.0	250	1250
空心菜(蕹菜)		Ipomaea aquatica, Forsk	市品	24.4	70.3	1.4	0.1	1.1	0.6	2.1	15	75
			食部		93.1	1.8	0.2	1.4	0.8	2.7	20	100
紅薯葉	Sweet potato leaf				87.7	3.5	0.5	1.1	1.2	6.0	43	215
生菜	Lettuce	Lactuca sativa, L.	市品	15.0	80.5	1.0	0.2	0.8	0.6	1.9	13	65
			食部		94.7	1.2	0.3	0.9	0.7	2.2	16	80
,, （團葉）			市品	14.4	81.6	1.1	0.1	0.6	0.4	1.8	13	65
			食部		95.3	1.3	0.1	0.7	0.5	2.1	15	75
萵苣（萵筍）	Chinese lettuce	Lactuca Scariola, L. var. sativa	市品	43.0	55.6	0.4	0	0.4	0.2	0.4	3	15
			食部		97.4	0.7	0	0.8	0.3	0.8	6	30
,, 梗	Chinese lettuce stem				96.2	0.6	0.1	0.6	0.4	2.1	12	60
,, 葉	Chinese lettuce leaf				94.7	1.5	0.4	0.7	0.5	2.2	18	90
水生菜	Water cress	Sisymbrium nasturtium-aquaticum, L.			97.1	0.9	0.1	0.6	0.3	1.0	9	45
苜蓿	Alfalfa	Medicago denticulata, Wild			85.1	6.1	0.5	1.4	1.8	5.1	49	245
金花菜	Clover	Medicago sativa	市品	23.6	69.3	2.3	0.2	1.1	0.9	2.6	21	105
			食部		90.7	3.0	0.3	1.4	1.2	3.4	28	140
苦菜	Sow thistle	Sonchus arvensis, L.	市品	36.4	57.8	1.2	0.3	1.2	0.7	2.4	17	85
			食部		90.8	1.8	0.5	1.9	1.2	3.8	27	135
菠菜	Spinach	Spinacia oleracea, Mill.	市品	12.8	81.8	1.6	0.2	1.6	0.4	1.6	15	75
			食部		93.9	1.8	0.2	1.8	0.5	1.8	16	80

薺菜			市品	34.6	56.8	2.9	0.2	0.4	0.7	4.1	30	150
			食部		87.2	4.5	0.3	0.6	1.1	6.3	46	230
清明菜					89.7	2.2	0.4	1.8	0.8	5.1	33	165
掃帚苗（玉穀）					89.6	2.6	0.4	2.3	1.1	4.0	30	150
茭兒菜		Zizania aquatica. L.?	市品	82.6	16.3	0.4	0	0.2	0.1	0.4	3	15
			食部		93.6	2.4	0.2	1.1	0.6	2.1	20	100
珍珠筍(鮮)	Young corn		市品	57.8	38.7	0.6	0.1	0.2	0.3	2.3	13	65
			食部		91.6	1.4	0.2	0.4	0.8	5.6	30	150
蘿蔔纓	Turnip leaves	Rhaphanus sativus, L.			92.0	1.9	0.2	1.3	1.0	3.6	24	120
乾菜葉	Turnip leaves, dried				27.4	17.2	1.8	11.8	9.1	32.7	216	1080
榆錢	Common elm flower	Ulmus campestris, Sm. var. laevis, Planch			81.9	3.8	1.0	3.5	1.3	8.5	58	290
榆葉	,, ,, leaves				79.2	6.0	0.6	3.4	1.5	9.3	67	335
槐花		Sophora japonica, L.			77.6	3.1	0.7	1.2	2.2	15.2	80	400
槐葉					82.3	6.8	0.7	1.8	1.3	7.1	62	310
柳芽	Sweeping willow sprout	Salix babylonica, L.			78.6	5.1	0.8	2.8	3.2	9.5	66	330
柳葉	,, ,, leaves				74.6	5.7	1.1	2.4	2.6	13.6	87	435
楊葉					74.1	5.7	1.4	1.8	3.0	14.0	91	455
毛豆												
黃豆芽	參閱豆類											
青豆芽												
青豆嘴												
芸扁豆連莢	String bean	Phaseolus vulgaris, L.	市品	10.8	80.6	2.0	0.2	0.6	1.1	4.7	29	145
			食部		90.4	2.2	0.2	0.7	1.2	5.3	32	160
架扁豆連莢	,, ,, large		市品	2.8	88.9	1.9	0.2	0.6	1.0	4.6	28	140
			食部		91.5	2.0	0.2	0.6	1.0	4.7	29	145
豆苗	Pea sprout		市品	54.8	42.1	1.5	0.1	0.3	0.4	0.8	10	50
			食部		93.1	3.4	0.2	0.6	0.9	1.8	23	115
豌豆，鮮	參閱豆類											
綠豆芽	Mung bean sprout (root removed)				91.7	3.2	0.1	0.4	0.7	3.9	29	145
招菜	(root & bean removed)				93.2	2.5	0.1	0.4	0.7	3.1	23	115
芽豆												
蠶豆，鮮	參閱豆類											

中文名	英文名	科學名		廢物	水	蛋白質	脂肪	無機鹽	粗纖維	醣	熱量 每百公分(卡)	熱量 每斤(卡)
豇豆連莢	Cowpea, fresh	Vigna sinensis	市品	3.6	86.8	2.6	0.2	0.7	1.5	4.6	31	155
			食部		90.0	2.7	0.2	0.7	1.6	4.8	32	160
白豇豆莢	Cowpea, pods (white)	Vigna sinensis, Hassk			90.2	2.6	0.5	0.5	1.4	4.9	35	175
青細豇豆莢	Cowpea, green & narrow		市品	2.0	89.4	2.7	0.5	0.6	0.8	4.0	31	155
			食部		91.2	2.8	0.5	0.6	0.8	4.1	32	160
十八豇豆		Dolichos umbellatus, Th var.	市品	4.6	86.2	2.5	0.2	0.6	1.3	4.6	30	150
			食部		90.4	2.0	0.2	0.6	1.4	4.8	31	155
白扁豆莢	Flat bean, fresh pods	Dolichos Lablab, L.			88.3	3.2	0.3	0.8	2.1	5.4	37	185
白架扁豆莢	,, ,, runners		市品	8.0	82.9	2.3	0.2	0.6	1.4	4.7	30	150
			食部		90.1	2.5	0.2	0.6	1.5	5.1	32	160
青豆架扁莢	,, ,, green fresh pods		市品	8.0	82.1	2.8	0.2	0.6	1.3	5.1	33	165
			食部		89.2	3.0	0.2	0.7	1.4	5.5	36	180
鹽菜類	**SALTED VEGETABLES**											
滷蝦小菜	Mixed vegetable (Pickled in shrimp sauce)				74.0	3.3	0.4	17.8	1.0	3.5	31	155
醬小菜	Vegetables, pickled	Brassica Rapa, L. var.			60.1	4.7	1.0	14.6	2.9	16.7	95	475
青菜	Colza	Brassica juncea, H. F. var. oleifera.			91.5	1.7	0.[illegible]	3.3	0.8	2.3	19	95
大頭菜	Mustard root, pickled	Brassica juncea, Thoms.			50.4	3.7	0.7	22.8	2.9	19.5	99	495
榨菜	Mustard root, spiced				62.8	5.8	0.3	15.6	3.2	12.9	78	390
醬芥	Mustard root, pickled				50.3	4.0	0	20.5	1.7	13.5	70	350
水芥	Mustard leaves				68.3	2.2	0.1	20.7	1.1	7.6	40	200
雪裏紅			市品	12.4	69.5	2.3	0.1	11.6	1.1	3.6	25	125
			食部		79.4	2.6	0.1	12.5	1.3	4.1	28	140

韮菜花	Pickled leek flowers				68.9	3.0	0.3	19.8	1.6	6.4	40	200
蒜	Garlic				65.6	2.3	0.8	17.6	1.2	12.5	66	330
金冬菜	Cabbage	Brassica pekinensis, Rupr.			67.2	4.8	3.8	13.0	2.3	8.9	89	445
冬菜	Spiced cabbage				45.6	5.2	0.2	25.0	4.4	19.6	101	505
川冬菜					60.0	9.7	0.6	15.1	2.8	11.8	91	455
濕鹹菜(海甯)	Cabbage (Haining)				78.9	3.6	1.2	6.3	1.5	8.6	60	300
醬黃瓜	Cucumber (pickled in soy bean paste)				75.7	3.8	0.1	9.3	0.7	10.4	58	290
香椿頭，鮮	Cedar		市品	1	81.9	4.5	0.6	5.8	1.5	4.8	43	215
			食部		82.7	4.5	0.6	5.9	1.5	4.8	43	215
,,　,乾	Cedar, dried				53.7	6.6	0.9	28.7	2.2	7.9	66	330
醬銀苗(高粱根)	Pickled "silver sprout"				60.8	4.1	0.1	10.4	1.6	23.0	109	545
醬老薑	Ginger, pickled	Zingiber officinale, Rosc.			75.9	2.2	0.7	12.9	0.9	7.5	45	225
醬蘿蔔	Turnip, pickled	Brassica Rapa, L. var.			79.2	4.2	0	7.3	1.0	8.3	50	250
醬白蘿蔔	Turnip, pickled				74.2	2.5	0.3	9.3	1.2	12.6	63	315
白蘿蔔，乾	Turnip, dried				51.4	2.8	0.7	20.9	2.4	21.8	105	525
青蘿蔔，乾	Green turnip, dried				61.7	1.8	0.3	23.3	1.2	11.7	57	285
龍鬚菜，乾	Asparagus, dried	Asparagus officinalis, L.			35.4	4.2	0.4	23.3	9.1	27.6	131	655
瓜類及其他	**MELONS, ETC.**											
冬瓜	"White gourd"	Benincasa cerifera, Savi.	市品	37.9	60.0	0.2	0	0.2	0.2	1.5	7	35
			食部		96.5	0.4	0	0.3	0.4	2.4	11	55
廣冬瓜			市品	32.4	65.3	0.3	0	0.1	0.3	1.6	8	40
			食部		96.6	0.4	0	0.2	0.5	2.3	11	55
西瓜	Watermelon	Citrullus vulgaris, Schrad.	市品	43.5	55.4	0.2	0	0.1	0.1	0.7	4	20
			食部		98.0	0.4	0	0.2	0.1	1.3	7	35
浜瓜	Watermelon (small)	Citrullus vulgaris, L. var.	市品	38	59.9	0.1	0.2	0.2	0.1	1.6	9	45
			食部		96.6	0.2	0.3	0.3	0.1	2.6	14	70
黃金瓜	Muskmelon	Cucumis conomon, Mak.	市品	20	73.9	0.3	0.4	0.6	0.3	4.5	23	115
			食部		92.4	0.4	0.5	0.7	0.4	5.6	29	145

中文名	英文名	科學名		廢物	水	蛋白質	脂肪	無機鹽	粗纖維	醣	熱量 每百公分(卡)	熱量 每斤(卡)
黃甜瓜(黃金墜)			市品	19.4	73.8	0.6	0	0.5	0.3	5.4	24	120
			食部		91.6	0.7	0	0.6	0.4	6.7	30	150
甜瓜(香瓜)	Muskmelon	Cucumis Melo, L.	市品	18.7	75.0	0.4	0.1	0.4	0.3	5.1	23	115
			食部		92.4	0.4	0.1	0.5	0.4	6.2	27	135
青皮甜瓜			市品	29.2	67.4	0.4	0	0.3	0.3	2.4	11	55
			食部		95.2	0.5	0	0.4	0.4	3.5	16	80
青角蜜瓜			市品	27.8	69.5	0.5	0	0.3	0.2	1.7	9	45
			食部		96.3	0.7	0	0.4	0.3	2.3	12	60
麪甜瓜(麪猴)			市品	28.8	68.0	0.4	0	0.3	0.4	2.1	10	50
			食部		95.5	0.5	0	0.4	0.5	3.1	14	70
菜瓜		Lagenaria leucantha, var. longis	市品	23.0	74.4	0.5	0	0.3	0.4	1.4	8	40
			食部		96.7	0.7	0	0.3	0.5	1.8	10	50
蘇瓜			市品	18.8	78.5	0.3	0	0.2	0.1	2.1	10	55
			食部		96.7	0.4	0	0.3	0.1	2.5	12	60
黃瓜	Cucumber	Cucumis sativus, L.	市品	15.0	81.1	0.7	0.2	0.4	0.6	2.0	13	65
			食部		95.4	0.8	0.2	0.5	0.7	2.4	15	75
南瓜	Pumpkin	Cucurbita maxima, Duch.	市品	18.6	79.5	0.2	0	0.3	0.3	1.1	5	25
			食部		97.8	0.3	0	0.3	0.3	1.3	6	30
,, ,老	Squash, old	Cucurbita maxima, L.	市品	24	70.0	0.4	0.3	0.4	0.4	4.6	23	115
			食部		92.1	0.5	0.4	0.5	0.5	6.0	30	150
角瓜			市品	23.2	73.6	0.5	0	0.4	0.4	1.9	10	50
			食部		95.8	0.7	0	0.5	0.5	2.5	13	65
西葫蘆	Gourd	Cucurbita Pepo, L.	市品	33.8	65.0	0.2	0	0.2	0.2	0.6	3	15
			食部		98.2	0.3	0	0.3	0.3	0.9	5	25
倭瓜	Pumpkin	Cucurbita moschata, Duch.	市品	11.1	80.8	0.6	0.1	0.6	1.1	5.7	26	130
			食部		90.9	0.7	0.1	0.7	1.2	6.4	29	145
葫子	Calabash	Lagenaria vulgaris, Ser. var. clavata Ser.	市品	2.2	93.2	0.7	0.1	0.4	0.6	2.8	15	75
			食部		95.3	0.8	0.1	0.4	0.6	2.8	15	75

絲瓜	Loofah	Luffa cylindrica, Roem.			92.9	1.5	0.1	0.5	0.5	4.5	25	125
苦瓜	Bitter gourd	Momordica charantia, L.	市品	22.6	73.2	0.6	0	0.4	0.7	2.5	12	60
			食部		94.5	0.8	0	0.5	1.0	3.2	16	80
茄子	Eggplant, purple	Solanum melongena, L.	市品	3.9	89.7	2.2	0.1	0.5	0.7	2.9	21	105
			食部		93.2	2.3	0.1	0.5	0.8	3.1	23	115
涼水茄	Eggplant, white		市品	5.1	90.8	0.7	0.2	0.3	0.5	2.4	14	70
			食部		95.7	0.7	0.2	0.3	0.6	2.5	15	75
西紅柿	Tomato	Lycopersicon esculentum, Mill.			94.3	0.9	0.4	0.5	0.6	3.3	20	100
枸杞(頭)		Lycium chinense, Mill.			89.4	4.6	0.2	1.1	1.8	2.9	32	160
蓁椒(辣椒, 乾)	Green pepper (dried)	Capsicum annum, L.			5.0	15.5	8.5	8.0	0	63.0	391	1955
小蓁椒, 全			市品	14.9	78.1	1.5	0.2	0.6	1.0	3.7	23	115
			食部		91.8	1.8	0.2	0.7	1.2	4.3	26	130
小蓁椒皮			市品	49.6	46.6	0.9	0	0.3	0.8	1.8	11	55
			食部		92.4	1.7	0.1	0.6	1.5	3.7	23	115
紅柿形辣椒	Red pepper		市品	10	78.4	1.5	0.4	0.8	2.3	6.5	36	180
			食部		87.1	1.7	0.5	0.9	2.6	7.2	40	200
,, 皮			市品	36.5	59.5	0.6	0	0.3	0.5	2.6	13	65
			食部		93.7	0.9	0	0.5	0.8	4.1	20	100
柿甜子椒皮			市品	40.0	55.7	0.8	0.1	0.3	0.5	2.6	15	75
			食部		92.8	1.3	0.1	0.5	0.8	4.5	24	120
水菓及乾菓類	**FRUITS, FRESH AND DRIED**											
菠蘿	Pineapple	Ananas sativus, Schult. f.			89.3	0.4	0.3	0.3	0.4	9.3	42	210
橙(新會)	Orange, Cantonese	Citrus aurantium, L.	市品	44.2	50.2	0.3	0	0.2	0.2	4.9	21	105
			食部		89.9	0.6	0.1	0.3	0.3	8.8	39	195
,,(美國)	,, , American		市品	27.0	63.4	0.6	0.1	0.4	—	8.5	37	185
			食部		86.9	0.8	0.2	0.5	—	11.6	51	255
柚	Pomelo	Citrus aurantium, L. var decumana, L.	市品	35.4	57.0	0.5	0	0.2	0.3	6.6	28	140
			食部		88.3	0.8	0	0.3	0.4	10.2	44	220

中文名	英文名	科學名		廢物	水	蛋白質	脂肪	無機鹽	粗纖維	醣	熱量 每百公分(卡)	熱量 每斤(卡)
檸檬	Lemon	Citrus medica, L. var. Limonum, Hoak.	市品	30.0	62.5	0.7	0.5	0.4	—	5.9	31	155
			食部		89.3	1.0	0.7	0.5	—	8.5	44	220
桔(蜜桔)	Tangerine	Citrus nobilis, Lour.	市品	37.1	54.4	0.6	0	0.3	0.1	7.5	32	160
			食部		86.5	0.9	0.1	0.4	0.2	11.9	52	260
黃巖桔	,, (Wenchow)	Citrus nobilis, Lour. var.	市品	20	70.6	0.6	0.1	0.5	0.3	7.9	35	175
			食部		88.3	0.8	0.1	0.6	0.4	9.9	44	220
福建小紅桔	,, (Fukien)		市品	20	69.4	0.5	0.3	0.3	0.3	9.3	42	210
			食部		86.8	0.6	0.4	0.4	0.4	11.6	52	260
汕頭蜜桔	,, (Swatow)	Citrus poonensis, Hort, ex Tankan.	市品	22	69.6	0.5	0.2	0.4	0.2	7.2	33	165
			食部		89.2	0.6	0.2	0.5	0.3	9.2	41	205
暹羅桔	,, (Siam)	Citrus Tankan, Hoyada.	市品	36	57.2	0.3	0.4	0.3	0.4	5.4	26	130
			食部		89.4	0.4	0.6	0.5	0.7	8.4	41	205
橄欖	Chinese olive	Canarium album, Raeusch	市品	24.8	62.0	0.8	0.4	0.8	2.4	8.8	42	210
			食部		82.5	1.0	0.6	1.0	3.2	11.7	56	280
,, ,鹽	Canarium, salted, (Chinese olive)	Canarium album, Raeusch.	市品	32	31.6	1.3	2.4	13.9	4.4	14.3	84	420
			食部		46.5	1.9	3.6	20.5	6.5	21.0	124	620
山裏紅	"Red fruit"	Crataegus pinnatifida, Bge.	市品	10.5	60.6	0.5	0.2	0.6	1.6	17.0	72	360
			食部		75.3	0.7	0.2	0.8	1.9	21.1	89	445
柿	Chinese persimmon	Diospyros Kaki, L. f.	市品	14.1	71.1	0.6	0.1	2.5	2.6	9.0	39	195
			食部		82.7	0.7	0.1	2.9	3.1	10.5	46	230
,, ,高莊			市品	14.1	71.0	0.4	0.1	0.3	0.3	13.8	58	290
			食部		82.7	0.5	0.1	0.4	0.4	15.9	67	335
,, 餅	Chinese persimmon, dried		市品	3.0	22.0	2.3	0.1	1.5	2.7	68.4	284	1420
			食部		22.7	2.4	0.1	1.5	2.8	70.5	293	1465
黑棗,有核	Date plum	Diospyros lotus, L.	市品	28.7	26.8	1.3	0.2	1.3	1.7	40.0	167	835
			食部		37.6	1.8	0.2	1.8	2.4	56.2	234	1170
,, ,乾	,, ,, , dried		市品	13.8	12.9	6.1	0.8	2.5	5.7	58.2	264	1320
			食部		[illegible]	7.1	[illegible]	[illegible]	[illegible]	[illegible]	207	[illegible]

[illegible], 無核	Date plum, stoneless		市品	4.5	45.1	1.8	0.2	1.0	1.9	45.5	191	955
			食部		47.2	1.9	0.2	1.0	2.0	47.7	200	1000
紅棗(嘎嘎棗)	Red jujube	Zizyphus vulgaris, Lam.	市品	5.6	68.8	1.1	0.2	0.4	1.5	22.4	96	480
			食部		72.8	1.2	0.2	0.4	1.6	23.8	102	510
,, ,燻	Red jujube, smoked		市品	10	20.5	2.8	3.2	1.8	5.9	55.9	264	1320
			食部		22.8	3.1	3.5	2.0	6.6	62.1	292	1460
紅棗	Jujube	Zizyphus vulgaris, Lour.	市品	11.2	28.7	2.5	0.3	1.1	2.3	53.9	228	1140
			食部		32.3	2.8	0.3	1.2	2.6	60.8	257	1285
金絲蜜棗		Zizyphus sp.	市品	5.3	17.6	1.3	0.1	0.6	2.1	73.0	298	1490
			食部		18.6	1.3	0.1	0.7	2.2	77.1	315	1575
酸棗,乾		Zizyphus vulgaris, Lam var. Spinosus, Bge.	市品	48.4	45.6	2.3	0.5	1.4	3.2	38.6	168	840
			食部		10.8	4.5	1.0	2.7	6.2	74.8	326	1630
枇杷	Loquat	Eriobotrya japonica, Lindl.	市品	34.0	60.4	0.3	0.1	0.3	0.5	4.4	20	100
			食部		91.6	0.4	0.1	0.5	0.8	6.6	29	145
無花菓(中國)	Fig, Chinese	Ficus carica, L.	市品	26	61.9	0.7	0.3	0.4	1.4	9.3	43	215
			食部		83.6	1.0	0.4	0.5	1.9	12.6	58	290
,, (外國	,, , foreign		市品	20	65.7	0.8	0.6	0.4	0.6	11.9	56	280
			食部		82.1	1.0	0.8	0.5	0.8	14.9	71	355
,, ,乾	,, , dried				18.8	4.3	0.3	2.4	—	74.2	317	1585
楊梅(西洋)	Strawberry	Fragaria sp.	市品	5.0	85.9	0.9	0.6	0.6	1.3	5.7	32	160
			食部		90.4	1.0	0.6	0.6	1.4	6.0	33	165
蘋果(中國)	Apple, Chinese	Malus prunifolia, Borkh., var. rinki., Rehder	市品	6.4	78.6	0.2	0.1	0.2	0.9	13.6	56	280
			食部		84.0	0.2	0.1	0.2	1.0	14.5	60	300
,,(美國)	Apple, American		市品	25	63.3	0.3	0.3	0.3	—	10.8	47	235
			食部		84.6	0.4	0.5	0.3	1.2	14.2	63	315
海棠	Crab apple	Malus spectabilis, Borkh.	市品	10.0	75.3	0.1	0.1	0.3	1.0	13.2	54	270
			食部		83.7	0.1	0.1	0.4	1.1	14.6	60	300
沙菓		Malus sp.	市品	15.7	73.4	0.2	0.1	0.2	1.8	8.6	36	180
			食部		87.1	0.2	0.1	0.2	2.2	10.2	43	215
芒菓	Mango	Mangifera indica, L.	市品	22	64.4	0.5	0.7	0.4	0.4	11.9	56	280
			食部		82.5	0.6	0.9	0.5	0.5	15.2	71	355
香蕉	Banana	Musa paradisiana, L.	市品	35.0	48.9	0.8	0.4	0.5	0.7	13.7	62	310
			食部		75.3	1.3	0.6	0.8	1.0	21.0	95	475

中文名	英文名	科學名		廢物	水	蛋白質	脂肪	無機鹽	粗纖維	醣	熱量 每百公分(卡)	熱量 每斤(卡)
荔枝(福建)	Litchi (Fukien)	Litchi chinensis, Sonn.	市品	37	53.4	0.4	0.4	0.3	0.1	8.4	39	195
			食部		84.8	0.7	0.6	0.4	0.2	13.3	61	305
,, 乾	Litchi, dried	Litchi chinensis, Sonn.	市品	65.6	11.7	1.5	0.1	0.7	1.0	19.4	85	425
			食部		34.0	4.5	0.3	2.0	2.8	56.4	246	1230
桂圓,乾	Lungngans, dried	Nephelium longana, Camb	市品	66.1	5.5	1.9	0.1	1.0	0.6	24.8	108	540
			食部		16.2	5.6	0.2	3.0	1.8	73.2	317	1585
鴨梨	Chinese pear	Pirus sinensis, Lindl.	市品	7.5	82.5	0.1	0.1	0.2	1.2	8.4	35	175
			食部		89.2	0.1	0.1	0.2	1.3	9.1	38	190
生梨瓜	Pear	Pirus sp.	市品	26	70.6	0.2	0.1	0.3	0.6	3.0	14	70
			食部		95.4	0.3	0.1	0.4	0.8	4.0	18	90
杏	Apricot	Prunus armeniaca, L.	市品	44.4	47.3	0.6	0	0.5	1.0	6.2	27	135
			食部		85.0	1.2	0	0.8	1.9	11.1	49	245
,,(青島)	Apricot (Tsingtao)		市品	9	81.4	0.8	0.5	2.1	1.9	4.4	25	125
			食部		89.4	0.9	0.5	2.3	2.1	4.8	27	135
,,(杭州)	Apricot (Hangchow)		市品	9	82.9	0.5	0.6	1.2	1.4	4.4	25	125
			食部		91.1	0.6	0.7	1.3	1.5	4.8	28	140
,, 乾	Apricot, dried				28.3	2.8	0.3	3.1	6.2	59.3	251	1255
,, 脯	Apricot, pickled				32.6	0.9	0.1	1.0	12.1	53.3	218	1090
李	Plum	Prunus communis, Huds	市品	5.0	74.5	0.9	0	0.5	0	19.1	80	400
			食部		78.4	1.0	0	0.5	0	20.1	84	420
青梅(杭州)	Plum (Hangchow)	Prunus mume, S. et Z. var.	市品	7	84.7	0.8	0.8	0.8	1.0	4.7	29	145
			食部		91.1	0.9	0.9	0.9	1.1	5.1	32	160
梅	Prune	Prunus mume, S. et Z.	市品	5.8	75.0	0.8	0	0.6	0	17.8	74	370
			食部		79.6	0.9	0	0.6	0	18.9	79	395
酸梅			市品	51.3	13.7	1.7	0.3	2.6	3.0	27.4	119	595
			食部		28.1	3.4	0.6	5.3	6.3	56.3	244	1220
石榴	Pomegranate	Punica granatum, L.	市品	60.2	30.6	0.6	0.6	0.2	1.1	6.7	35	175
			食部		76.8	1.5	1.6	0.6	2.7	16.8	88	440

桃	Peach	Prunus Persica, S. et Z.	市品	18.0	73.3	0.5	0.1	0.3	3.0	4.8	22	110
			食部		89.4	0.7	0.1	0.4	3.6	5.8	27	135
櫻桃	Cherry	Prunus pseudocerasus, Lindl.	市品	5.0	76.8	0.9	0.8	0.6	0.2	15.7	74	370
			食部		80.9	1.0	0.8	0.6	0.2	16.5	77	385
甘蔗	Sugar cane	Saccharum officinarum, L.	市品	42.0	48.1	0.1	0.1	0.2	0	9.5	39	195
			食部		82.9	0.2	0.2	0.3	0	16.4	68	340
,, 汁	Sugar cane juice				82.9	0.1	0.1	0.3	0	16.6	68	340
葡萄	Grape	Vitis vinifera, L.	市品	18.2	71.2	0.2	0	0.1	1.4	8.9	36	180
			食部		87.1	0.2	0	0.2	1.7	10.8	44	220
,, 乾	Raisin		市品	10.0	13.1	2.3	3.0	3.1	—	68.5	310	1550
			食部		14.6	2.6	3.3	3.4	—	76.1	345	1725
,, ,白,長	Grape, long, white		品市	25	66.5	0.3	0.4	0.2	0.8	6.9	32	160
			食部		88.6	0.4	0.5	0.3	1.1	9.2	43	215
,, ,紫	,, , purple		市品	13	76.5	0.3	0.5	0.3	2.3	7.1	34	170
			食部		87.9	0.4	0.6	0.3	2.6	8.2	40	200
蓮蓬	Lotus seeds	Nelumbium speciosum, Willd.	市品	83.3	14.8	0.6	0.1	0.1	0.1	1.0	7	35
			食部		88.6	3.3	0.4	0.8	0.7	6.2	42	210
蓮子,乾	Lotus seeds, dried				4.8	15.9	2.8	3.9	2.5	70.1	369	1845
,, ,蜜餞	Lotus seeds, preserved				23.1	5.6	0.8	0.9	0.8	68.8	305	1525
硬菓類	**NUTS AND SEEDS**											
落花生	Peanut	Arachis hypogaea, L.	市品	24.5	6.9	19.5	29.1	1.5	1.9	16.6	406	2030
			食部		9.2	25.8	38.6	2.0	2.5	21.9	538	2690
花生仁,五香	Peanut, salted		市品	2	2.2	26.2	44.3	3.0	2.7	19.6	582	2910
			食部		2.2	26.7	45.2	3.1	2.8	20.0	594	2970
,, ,油炸	Peanut, fried				6.4	20.7	48.4	2.2	2.5	19.8	598	2990
小落花生(中國)	Peanut, Chinese		市品	26.4	3.6	22.1	34.4	1.4	3.7	8.4	432	2160
			食部		4.9	30.0	46.7	1.9	5.0	11.5	586	2930
西瓜子	Watermelon seeds	Citrullus vulgaris, Schrad	市品	62.9	3.8	11.5	16.6	1.7	1.4	2.1	204	1020
			食部		10.3	30.8	44.7	4.7	3.8	5.7	548	2740
,, ,醬油	Watermelon seeds, pickled		市品	65	1.5	10.8	12.4	1.4	0.7	8.2	188	940
			食部		4.4	30.8	35.3	4.1	2.0	23.3	534	2670

中文名	英文名	科學名		廢物	水	蛋白質	脂肪	無機鹽	粗纖維	醣	熱量 每百公分(卡)	熱量 每斤(卡)
西瓜子,鹽	Watermelon seeds, salted		市品	65	0.9	11.3	13.9	1.6	0.6	6.7	197	985
			食部		2.6	32.3	39.7	4.6	1.8	19.0	563	2815
,, ,甜	Watermelon seeds, sugared		市品	64	0.9	10.0	19.2	1.3	0.6	4.0	229	1145
			食部		2.5	27.7	53.4	3.5	1.7	11.2	636	3180
白瓜子	Pumpkin seeds	Cucurbita moschata, Duch.	市品	25.8	0.3	26.7	24.2	3.3	1.8	17.9	396	1980
			食部		0.5	36.0	32.6	4.5	2.4	24.0	533	2665
,, ,鹽	Pumpkin seeds, salted		市品	36	2.0	17.0	33.0	4.5	0.8	6.8	392	1960
			食部		3.1	26.5	51.6	7.1	1.2	10.6	613	3065
向日葵子	Sunflower seeds	Helianthus annus, L.	市品	40.1	4.7	13.8	30.6	2.3	2.7	5.8	354	1770
			食部		7.8	23.1	51.1	3.8	4.6	9.6	591	2955
榛子	Hazel nut	Corylus reterophylla Fisch.	市品	65.3	2.2	5.6	17.6	1.2	2.4	5.7	204	1020
			食部		6.1	16.2	50.6	3.5	7.1	16.5	586	2930
栗子	Chestnut	Castanea mollissima, Bl.	市品	27.8	19.8	4.1	1.5	0.9	1.2	44.7	209	1045
			食部		27.4	5.7	2.0	1.3	1.6	62.0	289	1445
,, ,炒熟	,, , baked		市品	20	30.4	3.8	1.7	1.2	1.1	41.8	198	990
			食部		38.0	4.7	2.1	1.5	1.4	52.3	247	1235
核桃	Walnut	Juglans regia, L.	市品	58.5	1.5	6.4	26.2	0.6	2.5	4.3	279	1395
			食部		3.5	15.5	63.2	1.5	5.9	10.4	672	3360
椰子	Cocoanut	Cocos nucifera, L.			3.5	6.3	57.4	1.3	0	31.5	668	3340
杏仁	Apricot kernel	Prunus armeniaca, L.			5.8	24.9	49.6	2.4	8.8	8.5	580	2900
松仁	Pine seeds	Pinus tubulaeformis, Carr.			2.7	16.7	63.5	2.7	4.6	9.8	678	3390
白果	Ginkgo fruit	Ginkgo biloba, L.	市品	32.8	6.2	9.0	2.0	1.9	0.3	47.8	245	1225
			食部		9.1	13.4	3.0	2.8	0.5	71.2	365	1825
梧桐子	Kolanut (Dryandra)	Sterculia platanifolia, L. F.	市品	30	1.8	16.5	27.2	3.2	1.5	19.9	390	1950
			食部		2.5	23.6	38.8	4.5	2.2	28.4	557	2785
榧子		Torrya grandis, L.	市品	37.4	3.1	6.3	29.9	1.6	7.1	14.6	353	1765
			食部		5.0	10.0	47.8	2.6	11.4	23.2	563	2815

雞頭米，鮮	Foxnut	Euryale ferox, Salisb.	市品	63.1	21.1	1.6	0.1	0.2	0.1	11.5	53	265
			食部		61.1	4.6	0.2	0.5	0.4	33.2	153	765
,, ，乾	Foxnut, dried				11.0	11.8	0.2	1.2	0.4	75.4	351	1755
菱角	Water calthrop	Trapa natans, L.	市品	55.1	39.4	0.6	0.1	0.3	0.2	4.3	21	105
			食部		87.7	1.4	0.2	0.7	0.4	9.6	46	230
紅水菱	,, ,, , red		市品	55	36.5	1.2	0.1	0.5	0.2	6.5	32	160
			食部		81.2	2.6	0.3	1.1	0.5	14.4	71	355
菱角米	,, ,, , large		市品	57	19.6	2.2	0.3	0.6	0.4	20.0	92	460
			食部		45.5	5.0	0.7	1.4	0.9	46.6	213	1065
菱粉	,, ,, starch				18.5	0.2	0.2	0.2	0	80.8	326	1630
菌及海菜類	**MUSHROOMS AND SEAWEEDS**											
香菌	Mushroom	Agaricus Bretschneideri, K. & T.			10.5	14.4	2.0	5.4	8.6	59.2	312	1560
羊肚菌，乾					13.6	24.5	2.6	11.9	7.7	39.7	280	1400
蘑菇，鮮	Mushroom, fresh	Agaricus campestris	市品	6.1	86.8	3.0	0.2	0.6	0.7	2.6	24	120
			食部		92.4	3.2	0.2	0.6	0.7	2.9	26	130
,, ，乾	Mushroom, dried				11.3	38.0	1.5	17.3	7.4	24.5	264	1320
冬菇	Black mushroom	Russula sp.			10.8	16.2	0	3.6	7.4	62.0	313	1565
白木耳		Auricularia auricula-Judae Schr.			12.8	6.8	0.5	4.8	2.6	72.5	322	1610
黑木耳		Peziza sp.			12.3	10.4	0.2	5.7	6.9	64.5	301	1505
苔條		Enteromorpha sp.			6.9	16.1	1.1	33.9	3.1	38.9	230	1150
昆布	Sweet tangle	Laminaria japonica			12.6	9.0	0.2	14.0	6.7	57.5	268	1340
海帶	Seaweed, seagirdle	Laminaria religiosa, Miyabe	市品	51.4	7.0	3.9	0.1	6.1	4.6	26.9	124	620
			食部		14.5	8.0	0.1	12.5	9.5	55.4	255	1275
海白菜	"Sea cabbage" (Sea weeds)		市品	39.3	29.0	6.8	0.1	3.2	2.6	19.0	104	520
			食部		47.8	11.2	0.1	5.3	4.3	31.3	171	855
髮菜	Seaweed, Seahair	Nostoc commune, Vauch, var. flagelliforme Born. et Flah.			13.8	20.3	0	5.6	3.9	56.4	307	1535

中文名	英文名	科學名	廢物	水	蛋白質	脂肪	無機鹽	粗纖維	醣	熱量 每百公分（卡）	熱量 每斤（卡）
葛仙米		Nostoc communae, Vauch.		8.4	18.5	0.1	13.7	1.0	58.3	308	1540
海藻	Seaweed, Gulfweed	Sargassum siliquastrum, Ag.		11.3	4.2	0.8	16.7	10.1	56.9	252	1260
洋粉（海菜）	Agar-agar	Gelidium corneum, Lamer.		22.4	1.0	0	3.2	0	73.4	298	1490
紫菜	Laver	Porphyra laciniata, Ag.		14.4	27.2	0.2	7.6	4.7	45.9	294	1470
五味類	**CONDIMENTS**										
稀白醬油，次	Thin soy bean sauce (white)			76.2	1.6	0	17.7	0	4.5	24	120
濃白醬油，高	Thick soy bean sauce (white)			64.7	5.8	0	21.7	0	7.8	54	270
稀黑醬油，次	Thin soy bean sauce (black)			61.2	2.4	0	15.4	0.9	20.1	90	450
濃黑醬油，高	Thick soy bean sauce (black)			59.4	3.8	0	15.3	1.1	20.4	97	485
化學醬油（內寅工廠造）	Soy bean sauce ("chemical")			70.4	6.9	0	14.6	0	8.1	60	300
豆醬	Fermented soy bean			45.0	18.9	10.1	22.5	2.0	1.5	173	865
黃醬，乾	Thick soy bean paste			46.7	14.2	5.2	19.5	3.2	11.2	148	740
,, ，稀	Thin soy bean paste			61.8	9.7	2.8	14.7	2.0	9.0	100	500
豆豉	Fermented bean (dried)			28.4	18.9	6.7	18.3	3.9	23.8	231	1155
甜麪醬	Sweet flour pasto			43.9	7.8	0.4	11.3	1.9	35.0	175	875
辣醬	Pepper paste			83.8	0.5	0.5	6.5	0.9	8.0	39	195
芝蔴醬	Sesame paste			0	20.1	53.0	5.2	6.9	14.8	617	3085
芥末麪	Mustard			6.7	25.9	35.7	4.0	5.1	22.6	515	2575

花椒	Pepper, Chinese	Xanthoxylum piperitum DC.			12.5	25.7	7.1	11.6	8.0	35.1	307	1535
桂花		Osmarthus fragrans, Lour.			63.0	0.6	0.1	2.5	7.2	26.6	110	550
香糟	"Fragrant malt"				53.0	16.2	2.4	1.7	2.7	24.0	182	910
咖喱粉	Curry powder				19.5	8.7	7.3	19.6	8.9	47.8	292	1460
可可粉	Cocoa, powder				4.6	21.6	28.9	7.2	—	37.7	497	2485
支可力	Chocolate				5.9	12.9	48.7	2.2	—	30.3	611	3055
橘皮糖醬	Marmalade				14.5	0.6	0.1	0.3	—	84.5	341	1705
紅糖	Brown sugar				6.9	—	—	—	—	93.1	372	1860
白糖	White sugar, powder				2.0	—	—	—	—	98.0	392	1960
沙糖	Cane sugar				2.7	0.6	0	7.9	0	96.6	390	1950
冰糖	Sugar (in lump)				1.9	—	—	—	—	99.1	396	1980
醋	參閱第五表											
酒	參閱第四表											

第二表 動物類食物之成分(以百分計)

中文名	英文名	科學名		廢物	水	蛋白質	脂肪	無機鹽	醣	熱量 每百公分(卡)	熱量 每斤(卡)
走獸類*	ANIMALS										
熊掌(乾)	Bear's paw, dried	Ursus torquatus, Schinz.			0	55.2	43.9	0.9	0	616	3084
牛肉	BEEF	Bos taurus, L.									
胸,帶肥	Brisket, medium fat		市品	23.3	41.9	12.0	22.3	0.6		249	1245
			食部		54.6	15.8	28.5	0.9		320	1600
馬鞍	Chuck (ribs)		市品	19.1	53.8	15.3	11.1	0.8		161	805
			食部		66.8	19.0	13.4	1.0		197	985
膁窩	Flank		市品	5.5	56.1	18.6	19.9	0.8		254	1270
			食部		59.3	19.6	21.1	0.9		268	1340
腰	Loin		市品	13.3	52.9	16.4	16.9	0.9		218	1090
			食部		61.3	19.0	19.1	1.0		248	1240
頸	Neck		市品	31.2	45.3	14.2	9.2	0.7		140	700
			食部		66.3	20.7	12.7	1.0		197	985
軟排骨	Plate		市品	19.8	44.4	13.1	22.7	0.6		257	1285
			食部		56.3	16.8	26.9	0.8		309	1545
排骨	Ribs		市品	20.1	45.3	14.4	20.0	0.7		238	1190
			食部		57.0	17.8	24.6	0.9		293	1465
前脛	Fore shank		市品	38.3	43.2	13.2	5.2	0.6		100	500
			食部		70.3	21.4	8.1	0.9		159	795
後脛	Hind shank		市品	55.4	31.0	9.7	3.9	0.4		74	370
			食部		69.6	21.7	8.7	1.0		165	825
肩(前腿)	Shoulder & clod		市品	17.4	57.0	16.5	8.4	0.9		142	710
			食部		68.9	20.0	10.3	1.1		173	865

*牛肉小牛肉羊肉各部之名稱見第一至第四圖

後腿	Round	市品	8.5	62.5	19.2	9.2	1.0		160	800
		食部		67.8	20.9	10.6	1.1		179	895
股	Rump	市品	19.0	46.9	15.2	18.6	0.8		228	1140
		食部		57.9	18.7	23.1	0.9		283	1415
前肢	Fore quarter	市品	20.6	49.5	14.4	15.1	0.7		194	970
		食部		62.5	18.3	18.9	0.9		243	1215
後肢	Hind quarter	市品	16.3	52.0	16.1	15.4	0.8		203	1015
		食部		62.2	19.3	18.3	0.9		242	1210
肉汁	Juice, "Bovril"			37.0	40.0	1.8	18.4	2.9	188	940
蹄筋	Tendon (foot)			59.3	30.2	0.3	0.2	0.0	124	620
醃肉	Pickled			50.1	38.1	2.2	4.4	5.2	193	965
牛臟腑	BEEF ORGANS									
舌	Tongue	市品	26.5	51.8	14.1	6.7	0.8		117	585
		食部		70.8	18.9	9.2	1.0		158	790
腦	Brain			80.6	8.8	9.3	1.1		119	595
心	Heart			62.6	16.0	20.4	1.0		248	1240
腎	Kidneys	市品	19.9	61.4	13.3	3.8	1.0	0.3	90	450
		食部		76.7	16.6	4.8	1.2	0.4	111	555
肝	Liver			71.2	20.4	4.5	1.6	1.7	129	645
肺	Lungs			79.7	16.4	3.2	1.0		94	470
胰子	Sweetbreads			70.9	16.8	12.1	1.6		176	880
血	Blood			30.9	17.3	0.5	0.8	0.1	73	365
骨髓	Marrow			3.3	2.2	92.8	1.3		844	4220
脂油	Suet			13.7	4.7	81.8	0.3		755	3775
油(煉過)	Tallow, refined					100			900	4500
小牛肉	VEAL									
胸	Brisket	市品	24.5	51.3	15.3	8.6	0.8		139	695
		食部		68.2	20.3	11.0	1.0		180	900
馬鞍	Chuck	市品	19.0	59.8	16.0	4.7	0.8		106	530
		食部		73.8	19.7	5.8	1.0		131	655
膁窩	Flank			66.9	20.1	12.7	1.0		195	975
後腿	Leg	市品	11.7	63.4	18.3	5.8	1.0		125	625
		食部		71.7	20.7	6.7	1.1		143	715

中文名	英文名	科學名		廢物	水	蛋白質	脂肪	無機鹽	醣	熱量 每百公分(卡)	熱量 每斤(卡)
腰	Loin		市品	18.9	56.3	16.1	8.2	0.9		138	690
			食部		69.5	19.9	10.0	1.1		170	850
頸	Neck		市品	31.5	49.9	13.9	4.6	0.7		97	485
			食部		72.6	20.3	6.9	1.0		143	715
排骨	Ribs		市品	25.0	52.3	15.2	7.1	0.8		125	625
			食部		69.8	20.2	9.4	1.1		165	825
股	Rump		市品	30.2	43.7	13.8	11.3	0.8		157	785
			食部		62.6	19.8	16.2	1.1		225	1125
前脛	Fore shank		市品	40.4	44.1	12.2	3.1	0.6		77	385
			食部		74.0	20.7	5.2	1.0		130	650
後脛	Hind shank		市品	61.1	28.6	8.0	2.2	0.4		52	260
			食部		73.6	20.7	5.5	1.0		132	660
前肢	Fore quarter		市品	24.5	54.2	15.1	6.0	0.7		114	570
			食部		71.7	20.0	8.0	0.9		152	760
後肢	Hind quarter		市品	20.7	56.2	16.2	6.6	0.8		124	620
			食部	–	70.9	20.7	8.3	1.0		158	790
小牛臟腑	VEAL ORGANS										
心	Heart				73.2	16.8	9.6	1.0		154	770
腎	Kidneys				75.8	16.9	6.4	1.3		125	625
肝	Liver				73.0	19.0	5.3	1.3		124	620
肺	Lungs				76.8	17.1	5.0	1.1		113	565
羊肉	MUTTON	Ovis aries, L. var.									
馬鞍	Chuck		市品	19.4	38.5	11.7	30.0	0.7		317	1585
			食部		48.2	14.6	36.8	0.8		390	1950
臁窩	Flank		市品	9.9	39.0	13.8	36.9	0.6		387	1935
			食部		42.7	14.3	42.6	0.7		441	2205
後腿	Leg		市品	17.7	51.9	15.4	14.5	0.8		192	960
			食部		63.2	18.7	17.5	1.0		232	1160

腰	Loin		市品	14.8	40.4	13.1	31.5	0.6		336	1680
			食部		47.8	15.5	36.2	0.8		388	1940
頸	Neck		市品	26.4	41.5	12.2	19.6	0.7		225	1125
			食部		56.6	16.7	26.3	1.0		304	1520
肩(前腿)	Shoulder		市品	22.1	46.8	13.7	17.1	0.7		209	1045
			食部		60.2	17.5	21.8	0.9		266	1330
前肢	Fore quarter		市品	21.2	41.6	12.3	24.5	0.7		270	1350
			食部		52.9	15.6	30.9	0.9		341	1705
後肢	Hind quarter		市品	17.2	45.4	13.8	23.2	0.7		264	1320
			食部		54.8	16.7	28.1	0.8		320	1600
羊臟腑	MUTTON ORGANS										
心	Heart				69.5	16.9	12.6	0.9		181	905
腎	Kidneys				78.7	16.5	3.2	1.3		95	475
肝	Liver				61.2	23.1	9.0	1.7	5.0	193	965
肺	Lungs				75.9	20.2	2.8	1.2		106	530
血	Blood				82.2	16.4	0.5	0.8	0.1	71	355
油(煉過)	Fat, refined						100			900	4500
猪肉	PORK	Sus scrofa domesticus									
馬鞍帶前腿	Chuck ribs and shoulder		市品	18.1	41.8	14.1	25.5	0.8		286	1430
			食部		51.1	17.3	31.1	0.9		349	1745
臁窩	Flank		市品	18.0	48.5	15.1	18.6	0.7		228	1140
			食部		59.0	18.5	22.2	1.0		274	1370
後腿	Ham		市品	10.3	45.1	14.3	29.7	0.8		325	1625
			食部		50.1	15.7	33.4	0.9		363	1815
頭	Head		市品	68.4	13.8	4.1	13.8	0.2		141	705
			食部		45.3	13.4	41.3	0.7		425	2125
腰	Loin		市品	19.3	40.8	13.2	26.0	0.8		287	1435
			食部		50.7	16.4	32.0	0.9		354	1770
中段	Middle cut		市品	19.7	38.6	12.7	28.9	0.7		311	1555
			食部		48.2	15.7	36.3	0.7		390	1950
肩	Shoulder		市品	12.4	44.9	12.0	29.8	0.7		316	1580
			食部		51.2	13.3	34.2	0.8		361	1805
蹄	Feet		市品	74.1	14.3	4.1	6.9	0.2		79	395
			食部		55.4	15.8	26.3	0.8		300	1500

中文名	英文名	科學名		廢物	水	蛋白質	脂肪	無機鹽	醣	熱量 每百公分(卡)	熱量 每斤(卡)
尾	Tails		市品	13.3	15.0	4.1	66.9	0.3		619	3095
			食部		17.4	4.8	77.1	0.3		713	3565
皮	Skin				46.3	26.4	22.7	0.6		310	1550
中國火腿	Ham (Chinese)				23.3	16.4	51.4	8.9	0	528	2640
西洋火腿	Ham, smoked		市品	12.2	35.8	14.5	33.2	4.2	0	357	1785
			食部		39.8	16.5	38.8	4.7	0	415	2075
醬肉	pickled				44.1	18.9	29.8	3.4	3.8	359	1795
叉燒肉	roasted				54.4	26.2	14.6	3.3	1.5	242	1210
鹹肉	salted				52.8	14.4	21.8	7.7	3.4	267	1335
油煎豬皮	Skin, fried				77.9	19.6	2.5	0.1	0	101	505
肉鬆	Shreded muscle, dried				17.1	54.1	12.4	9.2	7.2	357	1785
猪臟腑	PORK ORGANS										
舌	Tongue		市品	30.0	49.1	10.8	8.3	0.6	1.2	123	615
			食部		70.2	15.4	11.8	0.9	1.7	175	875
腦	Brain				75.8	11.7	10.3	1.6		140	700
心	Heart				75.6	17.1	6.3	1.0		125	625
腎	Kidneys				77.8	15.5	4.8	1.2		105	525
肝	Liver				71.4	21.3	4.5	1.4	1.4	131	655
肺	Lungs				83.3	11.9	4.0	0.9		84	420
胃	Stomach				91.5	6.5	1.7	0.2	0.1	42	210
大腸	Large intestines				76.8	6.9	15.6	0.2	0.5	170	850
小腸	Small intestines				91.2	7.2	1.1	0.2	0.3	40	200
血	Blood				79.1	18.9	0.4	1.0	0.1	80	400
骨髓	Marrow				14.6	2.3	81.2	?		740	3700
背油	Back fat				7.7	3.6	89.9	0.1		824	4120
腹油	Belly fat				13.8	5.2	81.9	0.2		758	3790
油(煉過)	Lard, refined						100			900	4500

乳　類	DAIRY PRODUCTS										
鮮牛乳	Milk, whole				87.0	3.3	4.0	0.7	5.0	69	345
淡罐頭牛乳	,, , canned				68.2	9.6	9.3	1.7	11.2	167	835
甜罐頭牛乳	,, , condensed, sweet-ened				26.9	8.8	8.3	1.9	54.1	326	1630
乾酪	Cheese				31.6	28.8	35.9	3.4	0.3	440	2200
黃油	Butter				11.0	1.0	85.0	3.0		769	3845
奶油	Cream				74.0	2.5	18.5	0.5	4.5	195	975
鮮羊乳	Goat's milk				86.9	3.8	4.1	0.9	4.6	71	355
鮮人乳	Human milk				87.6	1.5	3.7	0.3	6.4	65	325
水牛乳	Buffalo's milk				82.2	4.7	7.5	0.8	4.8	106	530
馬乳	Horse's milk				90.6	2.1	1.1	0.4	5.9	42	210
飛禽類	POULTRY AND GAME										
鷄	Chicken	Gallus domesticus, Briss	市品	41.6	43.7	12.8	1.4	0.7		64	320
			食部		74.8	21.5	2.5	1.1		109	545
肫	Gizzard				72.5	24.7	1.4	1.4		111	555
肝	Liver				69.3	22.4	4.2	1.7	2.4	137	685
心	Heart				72.0	20.7	5.5	1.4		132	660
什	Entrails				72.8	18.7	6.1	1.3		130	650
鴨	Duck	Anas domesticus, L.	市品	49.0	40.9	6.7	3.1	0.4	0.1	55	275
			食部		80.1	13.1	6.0	0.7	0.1	107	535
肉(胸脯不算)	Meat(excluding breast)				55.5	17.4	26.1	1.0		305	1525
胸脯	Breast				73.9	22.3	2.3	1.3		110	550
掌	Web		市品	48.0	39.6	7.1	5.1	0.2		74	370
			食部		76.2	13.7	9.8	0.3		143	715
舌	Tongue		市品	26.1	50.7	10.7	11.5	0.4	0.6	149	745
			食部		68.6	14.4	15.6	0.6	0.8	201	1005

中文名	英文名	科學名		廢物	水	蛋白質	脂肪	無機鹽	醣	熱量 每百公分(卡)	熱量 每斤(卡)
肝	Liver				73.0	15.4	4.2	1.2	6.2	124	620
什	Entrails				73.2	17.9	5.0	1.8		117	585
血	Blood				93.5	6.1	0	0.3	0.2	25	125
醬鴨	pickled		市品	30	31.5	18.2	13.5	3.6	3.2	207	1035
			食部		45.0	26.0	19.3	5.2	4.5	296	1480
板鴨	salted & pressed		市品	30	24.6	6.8	31.5	5.9	1.3	316	1580
			食部		35.1	9.7	45.0	8.4	1.9	451	2255
燒鴨	roasted		市品	32	44.5	14.9	6.7	1.3	0.6	122	610
			食部		65.4	21.9	9.9	1.9	0.9	180	900
鵝	Goose	Anser domestica	市品	17.6	38.5	13.4	29.8	0.7		322	1610
			食部		46.7	16.3	36.2	0.8		391	1955
肫	Gizzard				73.8	19.6	5.8	1.0		131	65[illegible]
肝	Liver				62.6	16.6	15.9	1.2	3.7	224	1120
什	Entrails				70.0	20.1	8.2	1.7		154	770
火鷄(吐綬雞)	Turkey	Meleagris gallopavo, L.	市品	22.7	42.4	16.1	18.4	0.8		230	1150
			食部		55.5	21.1	22.9	1.0		291	1455
肫	Gizzard				62.7	20.5	14.5	1.1	1.2	217	1085
心	Heart				68.6	16.8	13.2	1.0		186	930
肝	Liver				69.6	22.9	5.2	1.7	0.6	141	705
什	Entrails				56.7	17.7	23.5	1.2		282	1410
山鷄	Pheasant	Phasianus torquatus, Gm.			69.9	24.4	4.8	1.1		141	705
什	Entrails				68.9	20.1	7.2	1.6		145	725
鴿子	Pigeon	Columba			64.0	22.8	11.0	1.5		190	950
什	Entrails				68.1	22.2	5.2	2.3		136	680
鵪鶉	Quail	Coturnix communis, Bonn.			65.9	25.0	6.8	1.6		161	805
什	Entrails				63.0	21.8	6.2	2.3		143	715

鷓鴣		Francolinus chinensis, Osbeck			58.0	18.6	22.1	1.5		273	1365
什	Entrails				69.8	19.8	7.2	7.2		144	720
燕窩(乾)	Bird's nest	Collocalia brevirostris, L.			11.6	85.6	0.3	2.5	0	345	1725
蛋　類	**EGGS**										
雞蛋	Hen's eggs		市品	11.2	65.5	11.9	9.3	0.9		131	655
			食部		73.7	13.4	10.5	1.0		148	740
雞蛋白	Hen's eggs white				86.2	12.3	0.2	0.6		51	255
雞蛋黃	Hen's eggs yolk				49.5	15.7	33.3	1.1		363	1815
鴨蛋	Duck's egg, whole		市品	14	57.9	12.2	13.8	1.7	0.4	175	875
			食部		67.3	14.2	16.0	2.0	0.5	203	1015
鹹鴨蛋	Duck's egg, salted		市品	10	51.9	12.6	14.9	6.8	3.7	199	995
			食部		57.7	14.0	16.6	7.5	4.1	222	1110
松花蛋	Lime egg		市品	13.3	58.3	13.3	10.8	2.4	1.9	158	790
			食部		67.3	15.3	12.5	2.7	2.2	183	915
松花黃	Lime egg yolk				63.1	14.2	17.9	2.4	2.4	228	1140
松花白	Lime egg white				76.7	17.8	0	3.5	2.0	79	395
鴿蛋	Pigeon's egg		市品	10.4	73.3	8.5	5.7	0.6	1.5	91	455
			食部		81.7	9.5	6.4	0.7	1.7	102	510
兩棲類	**AMPHIBIA**										
田鷄	Frog	Rana nigromaculata, Hall.	市品	59.0	33.9	6.5	0.2	0.3	0.1	28	140
			食部		82.7	15.9	0.4	0.8	0.2	68	340
田鷄腿	Frog's legs		市品	32.0	56.9	10.5	0.1	0.7	0	43	215
			食部		83.7	15.5	0.2	1.0	0	64	320
哈士蟆(乾)			市品	89.2	1.6	4.7	0.2	0.4	3.9	36	180
			食部		15.2	43.2	1.4	3.8	36.4	331	1655
甲魚	Turtle	Trionyx chinensis, W. et S.	市品	76.0	19.2	4.7	0.1	0.3	0	20	100
			食部		79.8	19.8	0.5	1.2	0	84	420

中文名	英文名	科學名		廢物	水	蛋白質	脂肪	無機鹽	醣	熱量 每百公分(卡)	熱量 每斤(卡)
蛤類	**MOLLUSCS**										
螃蟹	Crab	Grapsus Nankin	市品	50.0	3.6	43.9	0.1	2.4	0	177	885
			食部		7.1	87.7	0.3	4.9	0	354	1770
河螃蟹	Crab	Eriocheia chinensis, ME	市品	70.0	23.1	3.3	1.4	0.4	1.8	33	165
			食部		77.0	11.1	4.7	1.4	5.9	110	550
鹹河蟹	Crab, salted		市品	77.0	15.1	2.6	1.6	2.7	1.0	29	145
			食部		65.6	11.3	7.0	11.8	4.3	125	625
梭子蟹,蠘	Crab, sea	Neptunespelagicus, M.	市品	67.0	26.5	4.3	0.9	0.8	0.5	27	135
			食部		80.3	13.0	2.8	2.5	1.5	83	416
搶蟹	Crab, salted		市品	58.0	22.9	9.2	2.8	7.1	0	62	310
			食部		54.6	21.8	6.7	17.0	0	148	738
龍蝦	Rock-lobster	Palinurus vulgaris	市品	61.7	30.7	5.9	0.7	0.8	0.2	31	155
			食部		79.2	16.4	1.8	2.2	0.4	83	415
明蝦(對蝦)	Prawn	Penaeus carinatus, Dana.	市品	35.4	55.8	7.9	0.3	0.6	0	34	170
			食部		86.4	12.2	0.4	0.9	0.1	53	265
青蝦	Shrimp	Macrobrachium nipponensis, de Hana.	市品	61.0	32.2	5.9	0.5	0.4	0	28	140
			食部		82.6	15.0	1.2	1.1	0.1	71	356
河蝦	Shrimp, river	Palaemon sp.	市品	74.0	20.9	4.6	0.2	0.4	0	20	100
			食部		80.5	17.5	0.6	1.4	0	75	377
蝦米(乾)	Shrimp, dried				30.0	47.6	0.5	21.9	0	195	975
白米蝦	Shrimp, small	Leander annandalei, Remp.			56.2	18.3	2.5	18.8	4.3	113	565
鹹白米蝦	Shrimp, salted				37.9	35.5	1.1	22.8	2.7	163	814
蝦子	Shrimp's eggs				10.4	58.7	7.8	7.7	15.4	367	1835
滷蝦醬	Shrimp sauce			2.4	61.6	6.8	1.0	24.2	4.0	52	260
田螺	Snails, river	Viviparus quadrata, Benson	市品	53.0	36.8	5.7	0.7	1.7	2.0	37	185
			食部		78.4	12.2	1.4	3.7	4.3	78	390

天螺	Snails		市品	60.5	31.7	4.5	0.2	0.8	2.3	29	145
			食部		80.4	11.3	0.4	2.1	5.8	72	360
地螺	Snails		市品	40.6	51.0	4.0	0.2	1.7	2.5	28	140
			食部		85.8	6.8	0.4	2.9	4.1	47	235
香螺	Snails		市品	71.5	20.6	5.3	0.3	0.6	1.7	31	155
			食部		72.3	18.6	1.1	2.0	6.0	108	540
香螺	Whelks	Eburna japonica, Reeve.	市品	48.0	43.2	6.1	0.3	0.3	2.2	36	180
			食部		83.1	11.8	0.5	0.5	4.2	68	340
厚殼黄蛤	Clam	Cytherea meretrix, L.	市品	83.0	13.9	1.8	0.2	0.4	0.7	12	60
			食部		81.6	10.3	1.4	2.2	4.4	71	355
蛤蜊	Clam	Mactra vermiformis	市品	49.1	48.8	1.3	0.1	0.3	0.4	8	40
			食部		95.7	2.6	0.3	0.6	0.8	16	80
蚶	Reeve (bloody clam)	Arca inflata	市品	68.2	28.3	2.6	0.1	0.2	0.6	14	70
			食部		88.9	8.1	0.4	0.6	2.0	44	220
魁蛤	Clam, Bloody	Arca granosa, Linn.	市品	70.0	24.3	3.9	0.2	0.2	1.4	23	115
			食部		80.9	12.9	0.8	0.8	4.7	78	390
白蛤蜊	Clam, white	Dosinia troscheli, Lisch.	市品	71.0	23.5	2.9	0.4	0.7	1.5	21	105
			食部		81.1	9.9	1.4	2.4	5.2	73	365
黄蛤蜊	Clam, yellow	Cyclina chinensis, Ch.	市品	70.0	24.2	3.2	0.4	1.0	1.2	21	105
			食部		80.5	10.8	1.5	3.3	3.9	72	360
干貝(鮮)	Scallop, fresh	Pecten yessoensis, Jay.			80.3	14.8	0.1	1.4	3.4	74	370
,, (乾)	Scallop, dried				10.3	67.3	1.2	4.7	16.5	346	1730
蛤蚌(鮮)	Mussel, fresh	Mytilus edulis, L.	市品	46.7	44.9	4.6	0.6	1.0	2.2	33	165
			食部		84.2	8.7	1.1	1.9	4.1	61	305
淡菜	Mussel, dried				14.0	53.5	6.9	8.6	17.0	345	1725
蚌	Mussel, Swan	Anodonta chinensis	市品	29.5	68.2	1.5	0.1	0.3	0.4	9	45
			食部		96.7	2.2	0.2	0.4	0.5	13	65
蟶(鮮)	Cockle (Razor shell)	Solecurtus constricta	市品	52.9	42.7	2.6	0.4	0.5	0.9	18	90
			食部		90.8	5.5	0.8	1.1	1.8	36	180
蟶乾	Cockle, dried				10.5	48.2	1.3	21.3	18.7	279	1395
海蜊	Oyster	Ostrea talienwahnensis, Cross.	市品	81.4	16.1	1.2	0.2	0.4	0.7	9	45
			食部		86.9	6.2	1.2	2.0	3.7	50	250
墨魚，烏賊	Cuttle fish	Sepia esculenta, Hoyle	市品	41.0	46.5	10.6	1.1	0.7	0.1	53	265
			食部		78.8	18.0	1.8	1.2	0.3	89	445

中文名	英文名	科學名		廢物	水	蛋白質	脂肪	無機鹽	醣	熱量 每百公分(卡)	熱量 每斤(卡)
魷魚,柔魚(乾)	Squid, dried	Ommastrephus pacificus, Spp.			19.0	61.3	3.2	6.9	9.3	311	1555
海參(乾)	Sea slug, dried	Stichopus japonicus, Selenka	市品	19.4	4.0	61.[illegible]	0.9	3.4	10.7	297	1485
			食部		5.0	76.5	1.1	4.2	13.2	369	1845
,, (浸)	Sea slug, soaked		市品	19.4	68.2	10.0	0.1	0.5	1.8	48	240
			食部		84.6	12.4	0.2	0.7	2.1	60	300
海蜇皮	Jelly fish	Rhopilema esculanta, Kish			88.2	5.0	0.1	5.5	1.3	26	131
鹹海蜇	Jelly fish, salted				84.1	5.6	0.1	9.0	1.2	28	141
海蜇(浸)	Jelly fish, soaked				77.5	7.9	0	12.0	2.6	42	210
魚類	**FISHES**										
油魚(乾)		Brotula multibarbata, T. & S.			9.6	72.0	4.3	6.2	7.9	358	1790
金綫魚		Euthyopteroma virgatum, Hout.	市品	55.0	35.1	8.5	0.7	0.4	0.4	42	210
			食部		77.9	18.8	1.5	0.9	0.8	92	460
馬高魚			市品	26.0	55.0	14.8	3.2	1.0	0	88	440
			食部		74.3	20.0	4.3	1.4	0	119	595
青專魚(鹽)			市品	30.0	32.3	17.9	6.0	12.5	1.5	132	660
			食部		46.1	25.6	8.5	17.8	2.1	187	935
白果子魚(鹽)		Nibea sina, Cuvier	市品	60.0	22.2	10.0	0.7	6.4	0.6	49	245
			食部		55.5	25.0	1.8	16.1	1.5	122	610
鮑魚(乾)	Abalone	Haliotis			17.5	40.0	0.9	7.9	33.7	303	1515
刀魚	Anchovy, Chinese	Coilia ectenes, J. et S.	市品	40.0	44.9	11.4	2.0	0.7	0.9	67	335
			食部		74.9	19.0	3.4	1.2	1.5	113	565

鱭，烤子魚	Anchovy, long tailed	Coilia nasus, T. et S.	市品	30.0	55.5	10.9	1.6	1.9	0.1	58	290
			食部		79.3	15.6	2.3	2.7	0.1	84	420
黑魚	Blackfish		市品	60.2	31.4	7.4	0.7	0.4	0	36	180
			食部		79.1	18.7	1.3	1.1	0	87	435
鱅，花鰱魚	"Big-head"	Aristichthys nobelies, Richardson	市品	40.0	50.2	8.7	0.4	0.7	0	38	190
			食部		83.7	14.5	0.6	1.2	0	63	315
大頭鯊(鹽)	Bream, sea, salted	Sparus macrocephalus, Basil	市品	57.0	6.6	23.5	0.1	9.2	3.7	110	550
			食部		15.3	54.7	0.3	21.3	8.5	256	1280
鯿魚	Bream, freshwater	Parabramis terminalis, Richardson	市品	40.0	44.2	11.1	4.0	0.6	0.1	81	405
			食部		73.7	18.5	6.6	1.0	0.2	134	670
大鯽魚	Bass, black		市品	54.8	34.6	9.3	0.8	0.5	0	44	220
			食部		76.7	20.6	1.7	1.2	0	98	490
鯽魚(鮒)	Silver carp	Carassius auratus, Linn.	市品	57.0	35.1	6.8	0.6	0.4	0.1	33	165
			食部		81.7	15.9	1.3	1.0	0.1	76	380
白魚(鰱)	Silver carp	Hypophthalmichthys moritrix, C. et V.	市品	42.0	45.5	10.0	1.0	0.7	0.8	52	260
			食部		78.5	17.3	1.7	1.2	1.4	90	450
鯉	Common carp	Cyprinus carpio, Linn.	市品	50.0	39.6	9.1	0.8	0.6	0.1	44	220
			食部		79.1	18.1	1.6	1.1	0.2	88	440
青魚	Black carp	Mylopharyngodon aethiops, Basil	市品	47.0	42.2	8.9	1.1	0.7	0.1	46	230
			食部		79.7	16.8	2.1	1.3	0.1	87	435
燻青魚，燻魚	Black carp, smoked		市品	8.0	43.0	23.7	11.1	4.6	9.6	233	1165
			食部		46.7	25.8	12.1	5.0	10.4	254	1270
鯖魚	Mackerel	Scomber niphonius, C. & V.	市品	36.0	49.3	3.2	0.7	0.2	0	19	95
			食部		77.0	17.9	3.8	1.2	0.2	107	535
油筒魚(鹽)	Mackerel, Spanish, salted	Scomber japonica Hauttuyn	市品	45.0	25.6	17.8	1.8	9.2	0.6	90	450
			食部		46.5	32.4	3.2	16.7	1.1	163	815
鮎魚	Catfish		市品	19.4	51.7	11.6	16.6	0.7		196	980
			食部		64.1	14.4	20.6	0.9		243	1215
鱉魚(整)	Cod, whole	Gadus macrocephalus, Tilesius	市品	52.5	38.7	8.4	0.2	0.6		35	175
			食部		82.6	16.5	0.4	1.2		70	350
鱉魚(塊)	Cod, piece		市品	9.2	72.4	17.0	0.5	1.0		73	365
			食部		79.7	18.7	0.5	1.2		79	395
角鮫	Dogfish	Squalus mitsukurii, J. & S.	市品	46.0	41.6	11.5	0.4	0.5		50	250
			食部		77.1	21.3	0.7	1.0		92	460

中文名	英文名	科學名		廢物	水	蛋白質	脂肪	無機鹽	醣	熱量 每百公分(卡)	熱量 每斤(卡)
鱔魚	Eel, field	Fluta alba, Zuiew	市品	30.0	59.2	10.2	0.3	0.4		44	220
			食部		84.6	14.5	0.4	0.5		62	310
河鰻鱺	Eel, fresh water	Anguilla japonica, T. et S.	市品	39.0	46.4	8.8	4.9	0.9		79	395
			食部		76.1	14.5	8.0	1.4		130	650
海鱔魚（頭皮什去淨）	Eel, salt water	Muraenesox cinereus, Forskl.	市品	20.2	57.2	14.8	7.2	0.8		124	620
			食部		71.6	18.6	9.1	1.0		156	780
黃鱔魚	Lamprey	Entosphenus (Petromyzon) japonicus, Martens	市品	45.8	38.5	8.1	7.2	0.4		97	485
			食部		71.1	15.0	13.3	0.7		180	900
瓶兒魚(鰈)	Flounder	Pleuronectes sp.	市品	61.5	32.6	5.4	0.3	0.5		24	120
			食部		84.2	14.2	0.6	1.3		62	310
魚秧	Fry, salted & mixed				21.2	54.0	3.6	18.0	3.2	261	1305
鰳，鰲魚	Herring	Ilisha elongata, Bennett	市品	48.0	39.9	6.2	1.6	0.8	3.4	53	265
			食部		76.8	11.9	3.0	1.5	6.6	101	505
鰳，鰲魚(鹽)	Herring, salted		市品	40.0	28.7	18.5	1.3	10.1	1.3	91	455
			食部		47.9	30.8	2.2	16.9	2.2	152	760
帶魚	Hair-tail	Trichiurus japonica, T. et S.	市品	37.0	48.8	10.3	2.2	0.7	0.9	65	325
			食部		77.5	16.3	3.5	1.1	1.5	103	515
鹹帶魚	Hair-tail, salted		市品	40.0	29.0	15.5	3.7	10.0	1.8	103	515
			食部		48.4	25.8	6.2	16.6	3.0	171	855
大扁魚	Halibut		市品	17.7	61.9	15.3	4.4	0.9		101	505
			食部		75.4	18.6	5.2	1.0		121	605
廣鰍魚	Loach	Misgurnus angiullicaudatus Can.	市品	64.0	30.0	3.5	1.3	0.4	0.9	29	145
			食部		83.2	9.6	3.7	1.2	2.4	81	405
鱖魚	Mandarin fish	Siniperca chuatsi, Basil.	市品	50.0	39.4	9.7	0.4	0.6		42	210
			食部		78.7	19.3	0.8	1.2		84	420
鮸(鮇)	Maigre, Japanese	Sciaena japonica, Schlegel	市品	34.0	52.7	11.2	1.1	0.9	0.1	55	275
			食部		79.9	17.0	1.7	1.3	0.1	84	420

小黃魚	Maigro (Lesser yellow-fish)	Pseudosciaena undovittata, J. et S.	市品	53.0	37.2	8.8	0.4	0.5	0.1	39	195
			食部		79.2	18.8	0.8	1.6	0.3	84	420
黃魚鯗(鱻)	Maigre, salted (yellow-fish)	Pseudosciaena schlegeli, Blkr.	市品	45.0	7.0	29.8	0.6	14.6	3.0	137	685
			食部		12.8	51.2	1.1	26.6	5.4	248	1240
黃花魚(石首魚)	Mullet	Sciaena schlegeli, Bleeker	市品	30.7	56.2	10.9	1.4	0.7	0.1	57	285
			食部		81.1	15.7	2.1	1.0	0.1	82	410
鱸魚	Bass, sea	Lateolabrax japonica, C. et V.	市品	30.0	55.4	12.5	1.1	0.7	0.1	60	300
			食部		79.2	17.8	1.6	1.0	0.2	86	430
河鮮魚	Perch, white		市品	62.5	28.4	7.3	1.5	0.4	0	43	215
			食部		75.7	19.3	4.0	1.2	0	113	565
錩魚, 川扁魚, 婆子魚	Pomfret, salted	Stromateoides argenteus, Euphrasen	市品	36.0	48.8	10.0	4.2	1.0	0	78	390
			食部		76.3	15.6	6.6	1.6	0	122	610
鹹紅鯗魚	Red fish, salted		市品	30.0	33.4	24.4	0.7	11.6	0	104	520
			食部		47.7	34.8	1.0	16.6	0	148	740
鮭魚	Salmon	Oncorhynchus keta, Walbaum	市品	34.9	40.9	15.3	8.9	0.9	0	141	705
			食部		64.6	22.0	12.8	1.4	0	203	1015
河鱒魚	Trout, brook	Oncorhynchus masou, Brevoort	市品	48.1	40.4	9.9	1.1	0.6	0	50	250
			食部		77.8	19.2	2.1	1.2	0	96	480
鰣魚	Shad	Ilisha elongata, Bennett		50.1	35.2	9.4	4.8	0.7		81	405
					70.6	18.8	9.5	1.3		161	805
中國鰣魚	Shad, Chinese	Hilsa reeversii, Richardson		30.0	50.8	10.1	7.8	1.3	0.1	111	555
					72.5	14.4	11.1	1.8	0.2	158	790
鮠魚(鮰)	Wei yü (kind of shad, G.)	Leiocassis demerili, Bl.	市品	60.0	31.9	5.5	1.9	0.4	0.4	41	205
			食部		79.7	13.7	4.7	1.0	1.1	102	510
塘鱧魚	Sleeper (Bullhead)	Eleotris potamophila, Gunther	市品	50.0	41.1	8.0	0.3	0.6	0.1	35	175
			食部		82.2	15.9	0.5	1.2	0.2	69	345
沙鑽魚	Smelt, whole	Plecoglossus altivelis, T. & S.	市品	41.9	46.1	10.1	1.0	1.0		49	245
			食部		79.2	17.6	1.8	1.7		87	435
烏魚(黑鯉)	Snake head	Ophiocephalus argus, Cantor.	市品	48.0	41.6	9.5	0.4	0.6	0	42	210
			食部		80.0	18.3	0.7	1.1	0	80	400
箬鰨魚(比目)	Sole	Cynoglossus abbreviatus, Gray		36.0	50.8	11.1	1.0	0.8	0.3	55	275
					79.4	17.4	1.5	1.2	0.5	85	425
比目魚	Turbot			47.7	37.3	7.7	7.5	0.7	0	98	490
					71.4	14.8	14.4	1.3	0	189	945

中文名	英文名	科學名		廢物	水	蛋白質	脂肪	無機鹽	醣	熱量 每百公分(卡)	熱量 每斤(卡)
黃貂魚	Sting ray	Dasyatus akajei, M. & H.	市品	57.0	33.4	8.8	0.3	0.6	0	38	190
			食部		77.7	20.5	0.6	1.3	0	87	435
青鱝魚(鱣)	Sturgeon	Acipenser mikadoi, Hilgd	市品	14.4	67.4	15.1	1.6	1.2	0	75	375
			食部		78.7	18.1	1.9	1.4	0	90	450
老虎魚	Tiger fish	Minous adamsi, Rch.	市品	67.0	27.0	5.3	0.3	0.4	0	24	120
			食部		81.7	16.2	0.8	1.3	0	72	360
白魚	Whitefish		市品	53.5	32.5	10.6	3.0	0.7	0	69	345
			食部		69.8	22.9	6.5	1.6	0	150	750
銀魚	White-bait, Chinese	Salanx microdon, Blkr.			91.6	6.3	0.2	0.8	1.1	31	155
魚翅(乾)	Shark's fin	Selachoidei	市品	54.4	1.7	43.5	0	0.3	0.1	174	870
			食部		3.7	95.4	0	0.8	0.1	382	1910
魚翅肉(乾)	Shark's fin meat				5.9	91.9	0	2.2	0	368	1840
魚唇(乾)	Shark's lips		市品	56.0	6.6	27.1	0.1	8.0	2.2	118	590
			食部		14.9	61.8	0.2	18.1	5.0	269	1345
魚鰾	Fish maws (Air bladder)	Ichthyocolla, Isinglass			21.2	78.2	0.5	0.1	0	317	1587
魚肚(乾)					14.6	84.4	0.2	0.8	0	339	1695
雜物類	**MISCELLANEOUS**										
蜂蜜	Honey				21.7	0.5			77.8	313	1565

第一圖

牛肉各部之名稱

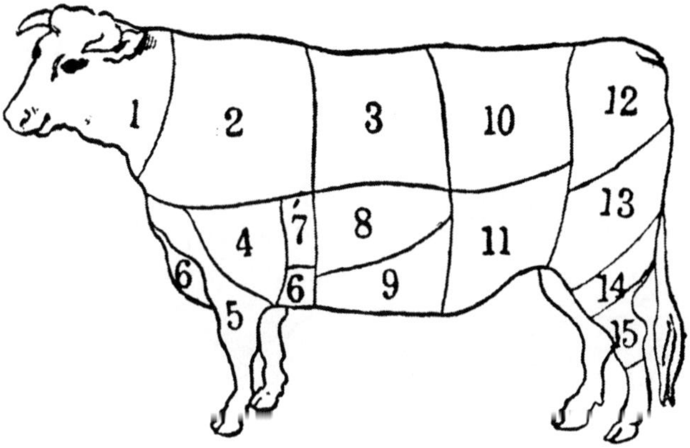

1 頸
2 馬鞍
3 排骨
4 肩(前腿)
5 前脛
6 胸
7 8 軟排骨
9 肚
10 腰
11 膁窩
12 股
13 14 後腿
15 後脛

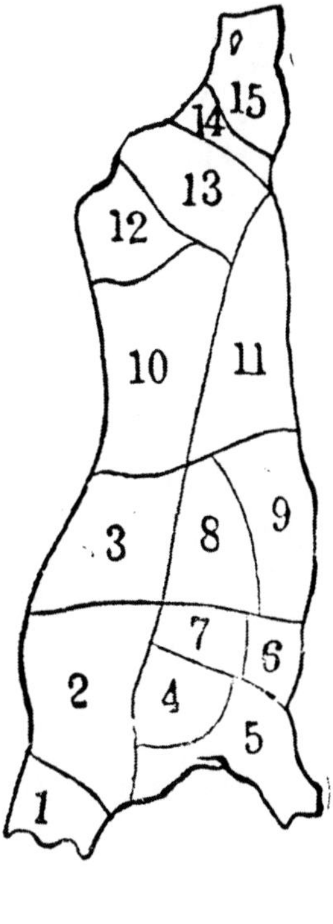

第二圖

小牛肉各部之名稱

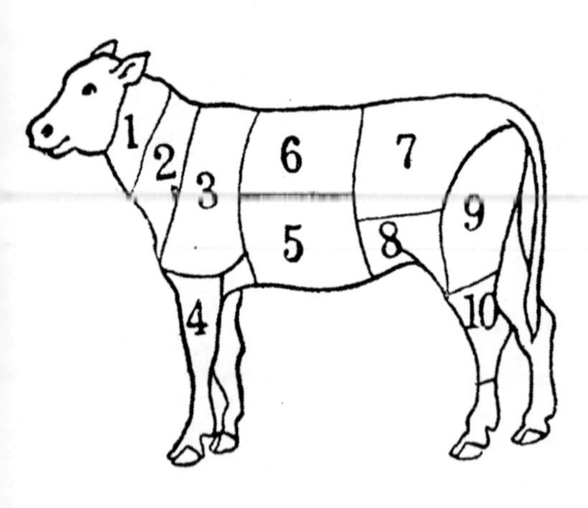

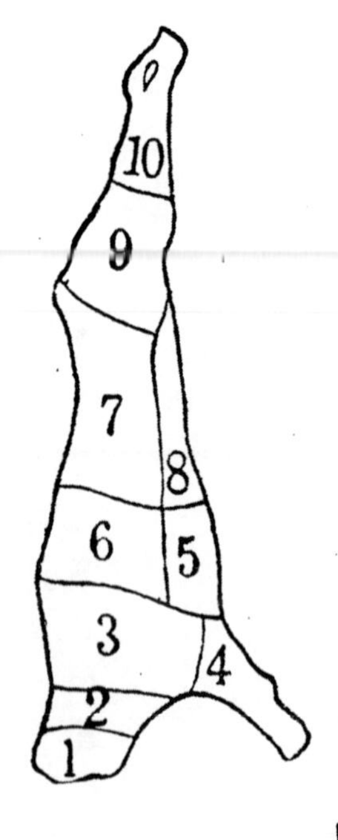

1頸　　6排骨
2馬鞍　　7腰
3肩(前腿)　　8臁窩
4前脛　　9後腿
5胸　　10後脛

第三圖

羊肉各部之名稱

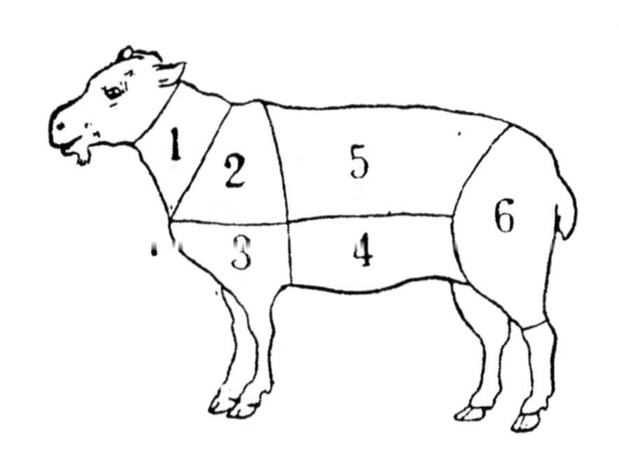

1 頸
2 馬鞍
3 肩(前腿)
4 膁窩
5 腰
6 後腿

第四圖

猪肉各部之名稱

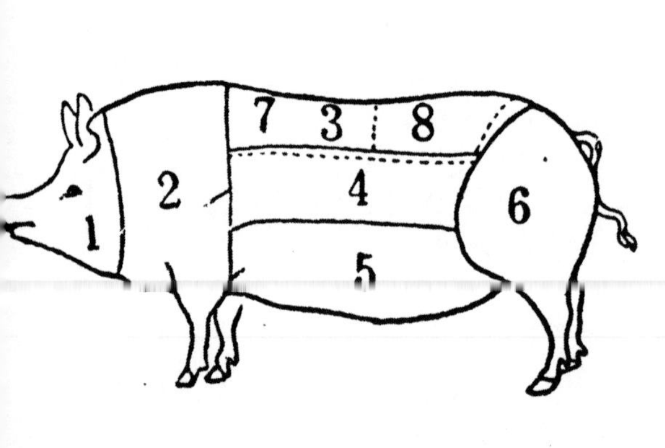

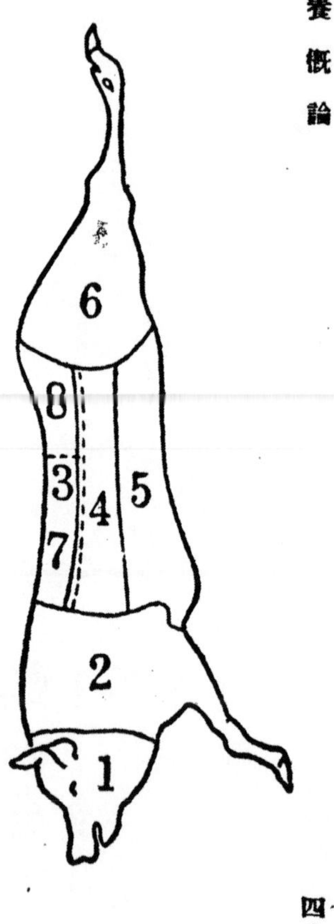

1 頭
2 肩(前腿)
3 背
4 中段
5 肚
6 後腿
7 排骨
8 腰

第三表

調製食品*之成分

食物	單位	重量(公分)	蛋白質(公分)	脂肪(公分)	醣(公分)	熱量(卡)
大米飯	一小碗	140	3	0	26	116
大大米粥	一小碗	200	3	0	26	116
糯米粥	一小碗	200	2	0	26	112
小米粥	一小碗	200	3	1	25	121
饅頭	一個	75	5	1	37	177
三角饅頭(糖餡)	一個	60	4	0	30	136
包子(水晶餡)	一個	70	4	6	34	206
,, (豆沙餡)	一個	35	3	1	17	89
,, (肉餡)	一個	35	3	1	15	81
炒麵(肉絲)	一小碟	150	13	15	68	459
湯麵(肉絲)	一大碗	500	12	9	59	320
燒餅	一個	40	3	1	20	101
烙餅	一個	140	11	1	75	353
炒餅	一盤	400	22	33	153	997
葱油餅	一個	100	6	10	38	266
春捲(炸)	一個	30	2	4	5	64
燒賣	一個	35	3	2	8	62
餃子(肉餡)	一個	25	2	1	8	49
餛飩	十個	100	13	7	45	295
窩窩頭	一個	150	9	4	75	372
餄餎	一碗	250	13	1	69	337
煎餅	一個	60	4	1	27	133
元宵(肉餡)	四個	80	7	4	48	256
,, (糖餡)	四個	80	4	5	63	313
糖年糕	一塊	250	11	0	143	616
寧波年糕	一條	50	3	0	28	124
雞蛋糕	一塊	30	2	1	12	65
煮雞蛋	一個	50	6	5	0	69
炒雞蛋	一個	50	6	8	0	96
綠豆糕	一塊	20	2	3	7	63
綠豆涼粉	一塊	195	0	0	9	36
月餅	一個	70	3	5	37	205
蔴花	一個	48	3	12	28	232
油條	一條	10	1	2	3	34
扒糕	一塊	75	3	1	15	81
藕粉(甜)	一小碗	200	0	0	33	132
杏仁茶	一小碗	200	1	1	7	41

*指已經調製即時可食之食品

第四表

中國各種酒之成分(以百分計)

名稱	來源	固體物	灰	酒精	總酸	糖	熱量*	
							每一百公分	每斤
長春酒	熱河	5.79	0.01	64.00	0.92	0.54	471	2356
燒白酒	山西清波縣	9.64	0.24	17.90	1.47	1.79	163	815
葡萄酒	山西清滌縣	35.48	8.87	0.91	4.11	29.50	113	565
周公百歲酒	熱河	22.62	0.38	25.57	0.22	1.56	268	1340
珍珠紅酒	廣東梅縣	24.09	0.36	24.38	0.25	23.60	266	1328
木瓜酒	福建	12.69	0.66	17.20	1.40	1.84	168	842
鬱金香酒	江蘇南翔	19.00	0.10	24.25	0.25	10.73	245	1227
花彫酒	四川重慶	4.20	0.28	15.30	0.53	0.20	123	614
參杞荔枝酒	福建	11.39	0.35	29.40	0.03	7.08	250	1250
長露京酒	湖南常德	0.51	0.47	15.20	0.44	0.26	107	533
大賓酒	廣東汕頭	27.56	1.12	18.50	0.38	3.67	235	1176
聞酒	湖南寶慶	26.67	1.80	7.70	0.23	22.22	153	767
陳釀老酒	上海王裕和	38.15	0.34	17.21	0.89	0	272	1358
益壽酒	熱河大興泉	4.36	0.10	68.45	0.15	0.47	496	2481
長春紅酒	福建塢尾	7.75	5.29	15.00	1.42	2.79	115	574
綠豆燒酒	江蘇睢陽	8.81	0.51	39.15	0.07	0.91	307	1536
五茄露酒	江蘇姑蘇	1.78	0.06	40.25	0.06	0.35	289	1443
史國公酒	江蘇如皋	8.19	0.08	13.70	0.57	1.08	128	642
珍珠紅酒	廣東汕頭	25.69	0.46	26.35	0.54	3.12	285	1425
白酒	遼寧醴泉酒廠	0.01	0	66.55	0.03	0	466	2329
白玫瑰露酒	上海萬和裕	4.05	0	47.33	0.05	0.25	348	1738
燒酒	山西太原	0.13	0	81.70	0.05	少量	572	2862
洋河高粱	南京洋河	0.23	0.06	64.00	0.11	0	449	2243
五茄皮	遼寧永和源	6.72	0	39.00	0.04	0.59	300	1499
衞生米酒	福建	0.21	0.01	39.50	0.66	0	277	1387
高粱酒	江蘇徐州	19.24	0.02	31.50	0.05	0	297	1487
大麥酒	睢陽	0.15	少量	77.80	0.33	0	545	2726
回沙茅酒	江蘇茅台村	0.01	0.01	65.20	0	0	456	2282
老酒	北平	16.70	0.6	6.10	—	—	107	535
黃酒	北平	2.80	0.4	10.00	—	—	80	400
紹興酒	紹興	3.60	0.4	11.70	—	—	95	475
五加皮	北平	5.30	0.1	17.50	—	—	144	720
白玫瑰	北平	7.20	0.0	20.30	—	—	171	855
高原封	北平	0.00	0.0	49.00	—	—	343	1715

*固體除灰外每公分作四卡計算

第五表

中國各種醋之成分(以百分計)

名稱	固體物	灰	總酸度	糖	熱量*	
					每一百公分	每斤
鎮江滷醋	16.42	4.0	3.27	3.74	48	240
廣東白醋	0.40	0.03	3.57	0.11	2	10
山西陳醋	14.30	3.01	4.52	3.66	44	220
安慶米醋	2.76	0.36	3.42	1.16	10	50
福州黃醋	1.11	0.08	4.60	0.44	4	20
北平米醋	11.24	3.82	2.86	0.87	30	150
南京米醋	11.43	3.30	2.76	0.97	32	160

*固體除灰外每公分作四卡計算酸類不計

第六表

食物中鈣燐鐵三質之含量

(以百分計)

	鈣	燐	鐵
穀　類			
稻米,上等	0.0220	0.1700	0.0036
,,　下等	0.0093	0.1300	0.0031
糯米	0.0120	0.1100	0.0032
小米,粗	0.0800	0.2300	0.0073
,,　細	0.0210	0.2400	0.0047
黃米	0.0180	0.2200	0.0079
紅高粱	0.1000	0.2800	0.0046
,,　米	0.0170	0.2300	0.0050
白高粱米	0.0400	0.3300	0.0140
玉蜀黍,整	0.0870	0.2200	0.0016
玉米渣	0.0200	0.1900	0.0036
大麥	0.0430	0.4000	0.0041
小麥	0.0670	0.3800	0.0021
白麵	0.0190	0.0860	0.0037
黑麵	0.0220	0.1800	0.0076
麵條	0.5700	0.0620	0.0025
掛麵	0.0350	0.0810	0.0024
通心粉	0.0220	0.1440	0.0012
麵觔	0.0780	0.2000	?

	鈣	燐	鐵
蕎麥麵	0.0100	0.1800	0.0012
雀麥麵	0.0690	0.3900	0.0038
豆　　類			
黃豆	0.3200	0.5700	0.0059
,, 麵	0.1100	0.3800	?
豆漿	0.0250	0.0450	0.0025
黃豆芽	0.0620	0.1000	0.0018
南豆腐	0.2400	0.0040	0.0014
北豆腐	0.1100	0.1100	0.0036
黑豆	0.2500	0.4500	0.0105
青豆	0.2400	0.5300	0.0054
花芸豆	0.1300	0.3700	0.0076
白小豆	0.1100	0.3700	0.0064
紅小豆	0.0960	0.2900	0.0044
豌豆	0.0840	0.4000	0.0057
,, ,鮮	0.0130	0.0900	0.0008
綠豆	0.0650	0.3500	0.0032
團粉	0.0480	0.0120	0.0019
蠶豆	0.0710	0.3400	0.0070
芸扁豆,鮮	參閱蔬菜類		
綠豆芽,鮮			
豇豆,鮮			
十八豇豆,鮮			

	鈣	燐	鐵
蔬菜類			
蒲菜	0.0530	0.0240	0.0002
大葱	0.0120	0.0460	0.0006
小葱	0.0630	0.0280	0.0010
韮菜	0.0560	0.0450	0.0013
野蒜	0.0580	0.1200	0.0020
青蒜	0.0300	0.0410	0.0006
蒜頭	0.0045	0.0440	0.0004
蒜苗	0.0220	0.0530	0.0012
紅莧菜	0.2000	0.0460	0.0048
綠莧菜	0.1800	0.0460	0.0034
芹菜	0.0340	0.0390	0.0007
水芹菜	0.1600	0.0610	0.0085
蒿子杆	0.0330	0.0180	0.0008
蘆蒿	0.0290	0.0350	0.0012
龍鬚菜	0.0130	0.0470	0.0010
馬蘭頭	0.1300	0.0340	0.0020
蓬根菜	0.0670	0.0180	0.0017
紫菜台	0.0180	0.0370	0.0008
油菜	0.1400	0.0520	0.0034
芥菜	0.2000	0.0390	?
蓋菜	0.0690	0.0390	0.0013
太古菜	0.1600	0.0510	0.0044
洋白菜	0.0450	0.0290	0.0011
甘藍菜	0.1000	0.0560	0.0019

	鈣	燐	鐵
菜花	0.0230	0.0730	0.0018
大白菜	0.0330	0.0420	0.0004
白苔菜	0.0850	0.0410	0.0022
小白菜	0.0860	0.0270	0.0012
薺菜	0.4200	0.0730	0.0063
香椿	0.1100	0.1200	0.0034
香菜	0.1700	0.0490	0.0056
瀌兒菜	0.0810	0.0310	0.0014
茴香菜	0.1500	0.0340	0.0012
黃花菜(鮮)	0.0730	0.0000	0.0014
空心菜	0.1000	0.0370	0.0014
紅薯葉(鮮)	0.1700	0.0470	0.0039
生菜(花葉)	0.0770	0.0300	0.0023
,,(團葉)	0.0400	0.0310	0.0012
水生菜	0.0430	0.0170	0.0006
萵苣(筍)	0.0068	0.0310	0.0002
,, 葉	0.0380	0.0370	0.0011
,, 梗	0.0110	0.0360	0.0002
苜蓿	0.2800	0.0910	0.0085
金花菜	0.1200	0.0490	0.0034
苦菜	0.1200	0.0520	0.0030
菠菜	0.0700	0.0340	0.0025
雀菜	0.0190	0.0460	0.0009
淸明菜	0.1500	0.0590	0.0052
菱兒菜	0.0048	0.0610	0.0006

	鈣	燐	鐵
珍珠筍	0.0067	0.0489	0.0003
蘿蔔纓	0.2800	0.0260	0.0651
榆錢	0.2800	0.1000	0.0220
槐花	0.0830	0.0690	0.0036
芸扁豆,鮮	0.0960	0.0550	0.0021
綠豆芽	0.0230	0.0510	0.0009
豇豆,鮮	0.0530	0.0630	0.0010
十八豇豆,鮮	0.0610	0.0590	0.0012
瓜類及其他			
架冬瓜	0.0190	0.0120	0.0003
廣冬瓜	0.0092	0.0120	0.0001
西瓜	0.0015	0.0017	0.0001
黃甜瓜	0.0270	0.0120	0.0004
花甜瓜	0.0420	0.0200	0.0005
青甜瓜	0.0390	0.0091	0.0004
青角蜜瓜	0.0200	0.0081	0.0003
麵甜瓜	0.0290	0.0095	0.0002
菜瓜	0.0240	0.0110	0.0002
蘇瓜	0.0270	0.0090	0.0002
黃瓜	0.0250	0.0370	0.0004
南瓜	0.0110	0.0090	0.0001
角瓜	0.0270	0.0220	0.0002
西葫蘆	0.0086	0.0027	0.0001
倭瓜	0.0110	0.0350	0.0006

	鈣	燐	鐵
蘚子	0.0100	0.0260	0.0003
絲瓜	0.0280	0.0450	0.0008
苦瓜	0.0180	0.0290	0.0006
茄子	0.0220	0.0310	0.0004
西紅柿	0.0080	0.0320	0.0004
枸杞頭	0.1500	0.0670	0.0034
小青蓁椒,鮮(只去蒂)	0.0160	0.0480	0.0008
小青蓁椒皮,鮮	0.0099	0.0420	0.0006
辣柿子椒皮,鮮	0.0047	0.0310	0.0004
甜柿子椒皮,鮮	0.0066	0.0380	0.0005
洋辣椒,乾(只去蒂)	0.0850	0.3800	0.0170
根莖類及其他			
紅薯	0.0180	0.0200	0.0004
馬鈴薯	0.0110	0.0590	0.0009
山藥	0.0140	0.0420	0.0003
芋頭	0.0190	0.0510	0.0006
藕,鮮	0.0190	0.0510	0.0005
藕粉	0.0036	0.0076	0.0008
慈菇	0.0082	0.2600	0.0014
荸薺	0.0052	0.0680	0.0005
百合	0.0091	0.0910	0.0009
葦筍	0.0083	0.0470	0.0005
冬筍	0.0220	0.0560	0.0001
春筍	0.0110	0.0570	0.0005

	鈣	燐	鐵
玉蘭片,乾	0.1400	0.2900	0.0037
毛筍	0.0099	0.0760	0.0005
白蘿蔔	0.0490	0.0340	0.0005
纓桃蘿蔔	0.0380	0.0230	0.0007
黑蘿蔔	0.0880	0.1300	0.0014
紫蘿蔔頭(紅菜頭)	0.0300	0.0490	0.0008
爬蘿蔔	0.0580	0.0960	0.0008
紅蘿蔔	0.0190	0.0230	0.0004
大蘿蔔	0.0610	0.0280	0.0007
變蘿蔔	0.0800	0.0330	0.0004
胡蘿蔔	0.0550	0.0530	0.0006
心裏美水蘿蔔	0.0440	0.0400	0.0005
紫水蘿蔔	0.0190	0.0370	0.0003
青水蘿蔔	0.0580	0.0270	0.0004
天津蘿蔔	0.0820	0.0340	0.0005
辣根	0.1600	0.0590	0.0007
苤籃	0.0220	0.0330	0.0003
蔓菁	0.0410	0.0310	0.0005
茭白	0.0036	0.0430	0.0003
水菓及乾菓類			
菠蘿	0.0180	0.0280	0.0005
橙(新會)	0.0260	0.0150	0.0002
,,(美國)	0.0450	0.0210	0.0002
檸檬	0.0240	0.0180	0.0028

	鈣	燐	鐵
山裏紅,乾	0.4000	0.0400	0.0310
柿(蓋柿)	0.0100	0.0190	0.0002
,,(高莊)	0.0088	0.0210	0.0002
柿餅	0.0220	0.0300	0.0034
嘎嘎棗	0.0410	0.0230	0.0005
紅棗,乾	0.0610	0.0550	0.0016
酸棗,乾	0.2700	0.0590	0.0038
無花菓,乾	0.2700	0.0960	0.0029
西洋楊梅	0.0410	0.0280	0.0008
蘋菓	0.0110	0.0091	0.0003
香蕉	0.0090	0.0310	0.0006
鴨梨	0.0054	0.0064	0.0002
杏	0.0260	0.0240	0.0008
,,脯	0.0580	0.0320	0.0058
李	0.0200	0.0320	0.0005
石榴	0.0110	0.1050	0.0004
桃	0.0078	0.0200	0.0012
白葡萄	0.0036	0.0150	0.0006
紫葡萄	0.0041	0.0068	0.0008
葡萄乾	0.0640	0.1320	0.0021
硬菓類			
雞頭米	0.0086	0.1100	0.0004
菱角	0.0087	0.0490	0.0007
花生米	0 0710	0.3990	0.0020

	鈣	燐	鐵
菌及海菜類			
蘑菇,鮮	0.0084	0.0660	0.0013
口蘑,乾	0.1000	1.6200	0.0320
冬菇	0.0760	0.2800	0.0089
昆布,乾	3.3200	—	0.0860
海帶,乾	2.2500	—	0.1590
海白菜,乾	1.0800	—	0.1100
髮菜,乾	2.5600	—	0.2000
海藻,乾	7.2700	—	0.0920
紫菜,乾	0.3300	0.4400	0.0320
鹽菜類			
鹹菜	0.1200	0.0600	?
榨菜	0.2800	0.1300	0.0063
雪裏紅	0.2500	0.0310	0.0031
川冬菜	0.3000	0.2100	0.0120
黑醬油(次)	0.0970	0.0310	0.0050
芝蔴醬	0.8700	0.5300	0.0580
動物類			
、肉(一)			
牛肉(後腿)	0.0070	0.1700	0.0009
牛肝	0.0130	0.4000	0.0090
猪肉(後腿)	0.0080	0.1700	0.0001
猪肝	0.0110	0.2700	0.0250

	鈣	燐	鐵
血	0.0080	0.0310	0.0526
雞肉	0.0110	0.1900	0.0015
哈士蟆(乾)魚(二)	0.3000	0.2600	0.0024
蛤蜊	0.1060	0.0460	?
蠔(蠣)	0.0520	0.1550	0.0045
對蝦	0.0350	0.1500	0.0001
大蝦米(乾)	0.8600	0.4800	0.0084
魚肚(乾)	0.0500	0.0290	0.0026
雞蛋	0.0550	0.2100	0.0027
鴨蛋	0.0710	0.2100	0.0032
松花蛋	0.0580	0.2000	0.0009
人乳	0.0340	0.0150	?
羊乳	0.1280	0.1030	?
牛乳	0.1200	0.0930	0.0002
黃油	0.0150	0.0170	0.0002
蜂蜜	0.0040	0.0190	0.0007

(一) 普通肉類，在每百公分蛋白質內含有 0.058 公分鈣，1.078 公分燐，0.0150 公分鐵.

(二) 普通魚類，在每百公分蛋白質內含有 0.109 公分鈣，1.148 公分燐，0.0055 公分鐵.

第七表 食物(每一百公分)中甲種維生素與胡蘿蔔素之含量

國際單位 =0.6 公徵分 (Microgram) 二號胡蘿蔔素

植物					
食物名稱	胡蘿蔔素(公徵分)	食物名稱	胡蘿蔔素(公徵分)	食物名稱	胡蘿蔔素(公徵分)
稻米,粗	34	香菜	10360–12630	菠蘿	60–160
,,白	0	生菜	1500–2400	橙汁(美國)	300–400
黃米	微量	苜蓿,鮮	9000–40000	橘子	690
稷	37–90	金花菜,乾	4000–6200	,,皮	2810
高粱	57–210	菠菜	2630–6500	棗(蜜餞)	600
玉米,黃	10–900	黃瓜葉	175–200	無花菓,鮮	0
,,白	0–42	冬瓜	微量	梨(西洋)	80
大麥	微量	黃瓜	微量	芒菓(檬菓)	120
小麥,整	102–456	南瓜	84	香蕉,熟	124
白麵	81–420	苦瓜	210–350	杏,鮮	1800–2300
通心粉	52	茄子	5	,,乾	5100–5500
黃豆	450–970	西紅柿	14160–35640	李	0–230
黑小豆	64–100	辣椒	263–900	桃	760
芸豆,鮮	221–400	紅薯	10	石榴	0
豌豆	139	白薯	28–56	葡萄	15
綠豆	158–530	山藥	434	花生	63
白扁豆	0	荸薺	20	芥子	270
豇豆	60	防風	30	棕子油,紅(南洋)	52000–66000
洋葱頭	25	白蘿蔔	120–150	茶	175000
莧菜	2520–11100	紅蘿蔔	3	酵母	110
芹菜	5760–7460	胡蘿蔔	2000–9600		
菜花,葉	3300–3900	薑	67–400		
,,頭	38				
白菜	2380–3930				

物食名稱	動 甲種維生素加胡蘿蔔素（國際單立）	物 甲種維生素（國際單位	胡蘿蔔素（公徵分）
牛肉		60	
牛肝	12700–41300	33500–141800	
牛骨髓	8000		
小牛肝	52600–15[illegible]800		
小羊肉		31	
羊肝	6700–113110	18690	
猪肝	12600–36700	9210	
牛乳	79	133–220	
黃油	4000–8500	1000–3865	205–2240
乾酪	5500		
水牛乳		140–180	
山羊乳		133–224	
人乳	200–500	160–270	5–60
雞肝		60150	
雞蛋黃	8000	2300–3800	140–4000
鴨蛋黃			134
甲魚		38400	
河蟹			1300
蠣	420		
蠣油	29120		
鰵魚肝油		40000–400000	
鰛魚油		24240–270000	
鱔魚,肉		660–7930	
鱔魚油		9980–74230	
鯉魚		1620	
大扁魚肝油		1920000–36000000	

第八表　食物（每一百公分）中一號乙種維生素之含量（國際單位）

國際單位 =1.8 公微分 (Microgram) 免炎素

稻米,整	20–90	芝蔴子	140	南瓜	10	栗子	90
,, 白	0	莧菜	10–25	西紅柿	40	榛子	200
米糠	560–760	白菜	25	茄子	10–25	花生	100–320
玉米,整	5–60	菜花	110	蘋菓	40	核桃	150
,, 渣(胚子)	460	生菜	90	香蕉	30–60	蘑菇	50
玉米麵	80	水生菜	60	棗	50	酵母,鮮	82
小麥,整	118–340	菠菜	20–70	無花菓	25	酵母,乾	600–3800
,, 麵粉,粗	160	洋葱頭	40	洋柚,肉	40	啤酒	3
,, ,, 白	0–30	荸薺	18	荔枝	14	牛乳	23
小麥胚子	1400	竹筍	10–25	橙子	40	乾酪	0–30
燕麥,整	325	白蘿蔔	40	梨	30	雞蛋黃	100
白高粱	80	紅蘿蔔	6–60	菠蘿汁	25–33	鴨蛋黃,鹽	100
薏米	65	胡蘿蔔	60	李	40	鯉魚	50–100
黃豆	100–150	紫蘿蔔頭	70	梅	90	明蝦	30
豌豆	40–100	白薯	30–60	葡萄	25	牛肉	30–100
芸豆	52–100	紅薯	12	葡萄乾	75	牛肝	150
黑小豆	15–100	香瓜	6	橘子,肉	40	羊肉	60
綠豆	15–120	黃瓜	30	芒菓(檬菓)	14–33	豬腰	340
白扁豆	60	苦瓜	4–20	杏仁(西洋)	80	豬腦	60

第九表

食物(每一百公分)中乳芬素之含量

(公徽分 Microgram)

大麥	10	酵母	1800–3000
燕麥	20	啤酒	29
小麥	20	牛乳	100–300
玉米	100	,, 血	3
豌豆	80	,, 腦	100–500
西紅柿	50–71	,, 腰(腎)	800–2000
菠菜	57	,, 肝	100–2400
白菜	50	雞蛋黃	500–600
馬鈴薯	8–10	,, 白	400–500
胡蘿蔔	20	鱉魚肝	53
杏,乾	57	鱔魚,整	180–510
香蕉	8	,, 肉	100 以下
檸檬汁	3	,, 肝	750–1000
橙子汁	7–9	蜂蜜	106

第十表

食物(每一百公分)中六號乙種維生素之含量

(比較單位)

牛肝	330	雞肉	100
牛心	130	雞肫	50
小牛肉	130	蛋白	0
牛肉	100	鮭魚、青魚、鱈魚	200
牛乳	10	鱈魚肝	50

第十一表　食物(每一百公分)中丙種維生素之含量(公絲)

國際單位 =0.05 公絲 (Milligram) 免疽酸

食物	含量	食物	含量	食物	含量	食物	含量
燕麥	0–11	小葱	17–23	竹筍	1–11	楊梅	46–78
,, 出芽	20–42	薺菜	40–64	甘蔗汁	0.2–0.4	石榴	16
玉米,鮮	4–9	菠菜	3–124	洋柚	26–65	蓮子	29
黃豆	11	茄子	1–27	柚子,汁(沙田)	121	杏仁	0–19
蠶豆	22–34	西紅柿	13–39	蜜桔(暹羅)	31	栗子	32–50
白扁豆	12	辣椒	12–330	,, (汕頭)	17–35	椰子	15
綠豆	3	絲瓜	11	,, (溫州)	4–20	榛子	15
,, 出芽	7–8	黃瓜	1–18	橙子(新會)	38	核桃	30
黑小豆	3	冬瓜	1–42	,, (美國)	16–47	蘑菇	2
,, 出芽	11	苦瓜	22–107	橘子	10–36	茶,綠	49–220
豌豆,鮮	5–40	菜瓜	10	檸檬	14–66	,, 紅	24
莧菜,紅	25–175	蘚子	14	,, 汁	26–71	牛肝	24–68
,, 綠	37–121	南瓜	1–22	荔枝	27	,, 腦	11–26
龍鬚菜	12–165	西瓜	1–7	枇杷	1–5	猪肝	12–38
白菜	40	香瓜	6	芒菓(檬菓)	13–103	,, 腰	1.4
菜花	19–101	辣根	52–160	菠蘿	10–63	雞肝	22
芹菜,莖	1–6	慈菇	2–6	香蕉	1–15	,, 肫	1.7
,, 葉	24–62	藕	11–50	橄欖	15	鴨肝	1.3
筒蒿菜	19	荸薺	3	無花菓	2	雞蛋	0
香菜	29–135	茭白	2	蘋菓(中國)	39	鴨蛋白	0.3
青蒜	5–29	白薯	11–36	,, (西洋)	2–15	,, 黃	1.3
生菜	1–22	紅薯	13–91	杏	1–16	牛乳	0–3
水生菜	24–76	防風,根	5–40	李	1–5	水牛乳	1
空心菜	1–11	苤藍(撇拉)	13–100	桃	1–8	山羊乳	1–9
苜蓿,鮮	73–380	薑	1–6	梨	1–5	人乳	1–11
,, 乾	6–160	白蘿蔔	17–43	柿	6–20	蛤蜊	17
芥菜,葉	81	胡蘿蔔	1–31	櫻桃	3–17	明蝦	1
,, 子	44	紫蘿蔔頭	3–10	葡萄	1–4	魚肉	7–28
洋葱頭	3–15	紅蘿蔔頭	12–20	梅	1–7	,, 肝	16–114

第十二表

食物(每一百公分)中丁種維生素之含量(國際單位)

國際單位 =0.025 公微分 (Microgram) 定鈣醇

魚肉	120-400	牛肝	40-50
,, 油	300-20000	小牛肝	0-10
,, 肝油	300-25000000	猪肝	40-50
鰵魚肝油	6000-30000	羊肝	20
蠣	5	雞蛋黃	150-500
,, 油	340	椰子油	30000
牛乳(夏季)	2.4-3.8	蘑菇	21-63
,, (冬季)	0.3-1.7	青草,鮮	7
牛乳油	15-88	,, 乾	6

第十三表

食物中戊種維生素之含量

(比較單位)

牛肉	20	豌豆	25
牛肝	10	花生	100
猪油	20	小麥胚	400
蛋黃	17	香蕉	3
水生菜	50	酵母	0-20
青菜	40		

書名：營養概論
系列：心一堂 • 飲食文化經典文庫
原著：【民國】吳憲
主編 • 責任編輯：陳劍聰

出版：心一堂有限公司
通訊地址：香港九龍旺角彌敦道六一〇號荷李活商業中心十八樓〇五—〇六室
深港讀者服務中心：中國深圳市羅湖區立新路六號羅湖商業大厦負一層〇〇八室
電話號碼：(852) 67150840
網址：publish.sunyata.cc
淘宝店地址：https://shop210782774.taobao.com
微店地址： https://weidian.com/s/1212826297
臉書： https://www.facebook.com/sunyatabook
讀者論壇： http://bbs.sunyata.cc

香港發行：香港聯合書刊物流有限公司
地址：香港新界大埔汀麗路36號中華商務印刷大廈3樓
電話號碼：(852) 2150-2100
傳真號碼：(852) 2407-3062
電郵：info@suplogistics.com.hk

台灣發行：秀威資訊科技股份有限公司
地址：台灣台北市內湖區瑞光路七十六巷六十五號一樓
電話號碼：+886-2-2796-3638
傳真號碼：+886-2-2796-1377
網絡書店：www.bodbooks.com.tw
心一堂台灣國家書店讀者服務中心：
地址：台灣台北市中山區松江路二〇九號1樓
電話號碼：+886-2-2518-0207
傳真號碼：+886-2-2518-0778
網址：http://www.govbooks.com.tw

中國大陸發行　零售：深圳心一堂文化傳播有限公司
深圳地址：深圳市羅湖區立新路六號羅湖商業大厦負一層008室
電話號碼：(86)0755-82224934

版次：二零一五年四月初版，平裝

定價：
港幣　一百零八元正
人民幣　一百零八元正
新台幣　三百九十八元正

國際書號 ISBN 978-988-8316-07-6

心一堂微店二維碼

心一堂淘寶店二維碼